肘后备急方

图书在版编目（CIP）数据

肘后备急方 / (晋) 葛洪著；黄晓雯主编 . -- 西安：陕西科学技术出版社，2025.4. -- ISBN 978-7-5369-9223-8

Ⅰ . R289.337

中国国家版本馆 CIP 数据核字第 20251RW587 号

肘后备急方
ZHOUHOU BEIJIFANG
（晋）葛洪 著　黄晓雯 主编

责任编辑　付　琨
装帧设计　天之赋设计室

出 版 者	陕西科学技术出版社 西安市曲江新区登高路 1388 号陕西新华出版传媒产业大厦 B 座 电话（029）81205187　传真（029）81205155　邮编 710061 http://www.snstp.com
发 行 者	陕西科学技术出版社 电话（029）81205180　81205178
印　　刷	三河市天润建兴印务有限公司
规　　格	640mm×920mm　16 开本
印　　张	10
字　　数	150 千字
版　　次	2025 年 4 月第 1 版 2025 年 4 月第 1 次印刷
书　　号	ISBN 978-7-5369-9223-8
定　　价	58.00 元

版权所有　翻印必究

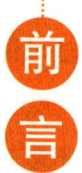

前言

《肘后备急方》的作者是东晋葛洪。葛洪，东晋著名医药学家、道家学者、炼丹家、文学家。字稚川，自号抱朴子，晋丹阳郡句容（今江苏句容）人。三国方士葛玄之侄孙，世称"小仙翁"。曾受封为关内侯，后隐居罗浮山炼丹。其医学著作有《肘后备急方》（简称《肘后方》）等。

《肘后备急方》的内容主要围绕各种急症的诊断和治疗展开论述，是我国第一部临床急救手册。全书共八卷，内容涉及各种急性病症或某些慢性病急性发作的治疗方药、针灸、外治等方法，并略记个别病的病因、症状等。具体而言，卷一到卷四为"内病"，主治包括中恶、心腹痛、伤寒、时气、中风、水病、黄疸、虚损、上气咳嗽等内科疾病；卷五到卷六为"外发病"，主治包括痈疽、疮毒、癣疥、耳目等外科类疾病；卷七为"他犯病"，主治包括虫兽伤、中毒等疾病；卷八包含百病备急丸散及牲畜病等。其主要的特点为急救实用性强、用药简单易得、医学理论创新、内容丰富广泛等。

《肘后备急方》对中医学的发展产生了深远的影响，为后世医家提供了宝贵的经验和借鉴，许多医家在其著作中广泛引用其中的医理、医方、药方。我国"共和国勋章"获得者、诺贝尔生理学或医学奖获得者屠呦呦受《肘后备急方》中"青蒿一握，以水二升渍，绞取汁，尽服之"的启发，经过研究发现了青蒿素。青蒿素挽救了全球数百万人的生命，为全球抗疟事业作出了巨大贡献。

本书在保留原著重要内容的前提下，去粗取精。原著中有一些疗

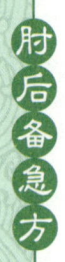

法可能依赖于特定的历史背景、文化环境或当时的物质条件，在现代社会已经不适用或难以实施，因此予以删除。力求在精简内容的同时，不影响读者对原著思想的理解与把握。

希望通过本书的出版，能将古代医家的医学经验和理论传播给更多的人，让更多的人能感受到中医学的博大精深。若能使读者从中得到启发，便是本书最大的价值所在。

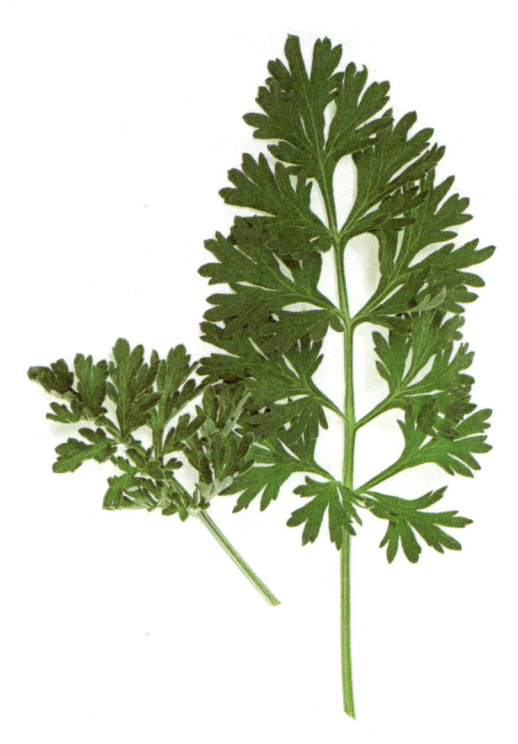

治卒心痛方……	1
治卒腹痛方……	5
治心腹俱痛方……	7
治卒心腹烦满方……	8
治卒霍乱诸急方……	10
治伤寒时气温病方……	16
治时气病起诸劳复方……	29
治瘴气疫疠温毒诸方……	32
治寒热诸疟方……	35
治卒发癫狂病方……	38
治卒得惊邪恍惚方……	40
治中风诸急方……	42
治卒风瘖不得语方……	50
治风毒脚弱痹满上气方……	51
治服散卒发动困笃方……	55
治卒上气咳嗽方……	56
治卒身面肿满方……	64
治卒大腹水病方……	66
治卒心腹癥坚方……	70
治心腹寒冷食饮积聚结癖方……	72

· 1 ·

治胸膈上痰癖诸方 …………………………… 74

治卒患胸痹痛方 ……………………………… 77

治卒胃反呕哕方 ……………………………… 78

治卒发黄疸诸黄病 …………………………… 82

治卒患腰胁痛诸方 …………………………… 85

治虚损羸瘦不堪劳动方 ……………………… 88

治脾胃虚弱不能饮食方 ……………………… 91

治痈疽妬乳诸毒肿方 ………………………… 93

治卒发丹火恶毒疮方 ………………………… 105

治瘑癣疥漆疮诸恶疮方 ……………………… 106

治卒阴肿痛癞卵方 …………………………… 111

治目赤痛暗昧刺诸病方 ……………………… 115

治卒耳聋诸病方 ……………………………… 119

治卒食噎不下方 ……………………………… 121

治卒诸杂物鲠不下方 ………………………… 122

治面皰发秃身臭心惛鄙丑方 ………………… 123

治卒有猘犬所咬毒方 ………………………… 132

治卒蜈蚣蜘蛛所螫方 ………………………… 133

治卒中溪毒方 ………………………………… 136

治卒中诸药毒救解方 ………………………… 138

治食中诸毒方 ………………………………… 142

治防避饮食诸毒方 …………………………… 144

治卒饮酒大醉诸病方 ………………………… 146

治百病备急丸散膏诸要方 …………………… 147

治卒心痛方

治卒心痛[1]：桃白皮煮汁。宜空腹服之。

又方：桂末若[2]干姜末，二药并可单用，温酒服方寸匕，须臾六七服，差。

又方：东引桃枝一把，切，以酒一升，煎取半升，顿服，大效。

又方：生油半合，温服，差[3]。

又方：黄连八两，以水七升，煮取一升五合，去滓，温服五合，每日三服。

又方：当户[4]以坐，若男子病者，令妇人以一杯水以饮之；若妇人病者，令男子以一杯水以饮之，得新汲水尤佳。又，以蜜一分，水二分，饮之益[5]良也。

又方：败布裹盐如弹丸，烧令赤，末，以酒一盏服之。

又方：煮三沸汤一升，以盐一合搅，饮之。若无火作汤，亦可用水。

又方：闭气忍之数十度，并以手大指按心下宛宛中，取愈。

又方：白艾（成熟者）三升，以水三升，煮取一升，去滓，顿服之。若为客气[6]所中者，当吐之[7]虫物。

又方：苦酒一杯，鸡子一枚，着中合搅，饮之。好酒亦可用。

又方：取灶下热灰，筛去炭，分以布囊贮，令灼灼尔[8]。便更番以熨痛上，冷，更熬热。

又方：蒸大豆，若煮之，以囊贮，更番熨痛处，冷复易之。

又方：切生姜若干姜半升。以水二升，煮取一升。去滓，顿服。

又方：灸手中央长指端，三壮。

又方：好桂，削去皮，捣筛，温酒服三方寸匕。不差者，须臾可六七服。无桂者，末干姜佳。

又方：横度病人口，折之以度心厌下[9]，灸度头三壮。

又方：吴茱萸二升，生姜四两，豉一升。酒六升，煮三升半。分三服。

又方：人参、桂心、栀子（擘）、甘草（炙）、黄芩各一两。水六升，煮取二升，分三服，奇效。

又方：桃仁七枚，去皮、尖，熟，研，水合顿服，良。亦可治三十年患。

又方：附子二两（炮），干姜一两。捣，蜜丸，服四丸，如梧子大，日三[10]。

又方：吴茱萸一两半，干姜准上，桂心一两，白术二两，人参、橘皮、椒（去闭[11]口及子、汗[12]）、甘草（炙）、黄芩、当归、桔梗各一两，附子一两半（炮）。捣筛，蜜和为丸，如梧子大。日三，稍加至十丸、十五丸，酒饮下，饭前食后任意，效验。

又方：桂心八两，水四升，煮取一升。分三服。

又方：苦参三两，苦酒升半，煮取八合，分再服，亦可用水。无煮者，生亦可用。

又方：龙胆四两，酒三升，煮取一升半。顿服。

又方：吴茱萸五合，桂一两。酒二升半，煎取一升，分二服，效。

又方：吴茱萸二升，生姜四两，豉一升。酒六升，煮取二升半，分为三服。

又方：白鸡一头，治之如食法，水三升，煮取二升，去鸡煎汁，取六合，内苦酒六合，入真珠[13]一钱[14]，复煎取六合，内末麝香如大豆二枚，顿服之。

又方：桂心、当归各一两，栀子十四枚。捣为散，酒服方寸匕，日三五服。亦治久心病发作有时节者也。

又方：桂心二两，乌头一两。捣筛，蜜和为丸。一服如梧子大三丸，渐加之。

暴得心腹痛如刺。方：苦参、龙胆各二两，升麻、栀子各三两。苦酒五升，煮取二升，分二服。当大吐，乃差。

治心疝[15]发作有时，激痛难忍方：真射罔[16]、吴茱萸分等。捣末，蜜和丸，如麻子。服二丸，日三服。勿喫熟食。

又方：灸心鸠尾下一寸，名巨阙，及左右一寸，并百壮。又与物度颈及度脊，如之，令正相对也，凡灸六处。

治久患常痛，不能饮食，头中疼重方：乌头六分，椒六分，干姜四分。捣末，蜜丸。酒饮服，如大豆四丸，稍加之。

又方：半夏五分，细辛五分，干姜二分，人参三分，附子一分。捣末，苦酒和丸，如梧子大。酒服五丸，日三服。

治心下牵急懊痛方：桂三两，生姜三两，枳实五枚。水五升，煮取三升，分三服。亦可加术二两、胶饴半斤。

治心肺伤动冷痛方：桂心二两，猪肾二枚。水八升，煮取三升。分三服。

又方：附子二两，干姜一两。蜜丸，服四丸，如梧子大，日三服。

治心瘅[17]心痛方：蜀椒一两（熬令黄），末之，以狗心血丸之，如梧子。服五丸，日五服。

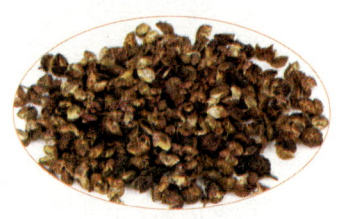

蜀椒

治心下坚痛，大如椀[18]，边如旋柈[19]，名为气分，饮水所结。方：枳实七枚（炙），术三两。水一斗，煮取三升。分为三服。当稍软也。

若心下百[20]结积，来去痛者，方：吴茱萸（末）一升，真射罔如弹丸一枚。合捣，以鸡子白和丸，丸如小豆大。服二丸，即差。

治心痛多唾，似有虫，方：取六畜心，生切作十四脔[21]，刀纵横各割之，以真丹一两，粉肉[22]割中，旦悉吞之，入雄黄、麝香，佳。

饥而心痛者，名曰饥疝。龙胆、附子、黄连分等。捣筛，服一钱匕，日三度服之。

附方

《药性论》主心痛、中恶或连腰脐者：盐如鸡子大，青布裹，烧赤，内酒中。顿服，当吐恶物。

《拾遗·序》延胡索止心痛，末之，酒服。

《圣惠方》治久心痛，时发不定，多吐清水，不下饮食。以雄黄二两，好醋二升，慢火煎成膏，用干蒸饼[23]丸如梧桐子大。每服七丸，姜汤下。

又方：治九种心痛妨闷[24]。用桂心一分，为末，以酒一大盏，煎至半盏，去滓，稍热服，立效。

又方：治寒疝心痛，四肢逆冷，全不饮食。用桂心二两，为散。不计时候，热酒调下一钱匕。

《外台秘要》治卒心痛。干姜为末，水饮调下一钱。

又方：治心痛。当归为末，酒服方寸匕。

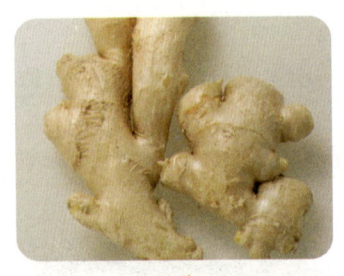

干姜

又,《必效》治蜎心痛[25]。熊胆如大豆,和水服,大效。

又方:取鳗鲡鱼,淡炙令熟,与患人食一二枚,永差,饱食弥佳。

《经验方》治四十年心痛不差:黍米淘汁。温服,随多少。

《经验后方》治心痛:姜黄一两,桂穰三两。为末,醋汤下一钱匕。

《简要济众》治九种心痛及腹胁积聚滞气:筒子干漆[26]二两。捣碎,炒烟出,细研,醋煮,面糊和丸如梧桐子大。每服五丸至七丸,热酒下,醋汤亦得,无时服。

《姚和众》[27]治卒心痛:郁李仁三七枚,烂嚼,以新汲水下之,饮温汤尤妙。须臾痛止,却[28]煎薄盐汤[29]热呷之。

《兵部手集》治心痛不可忍,十年五年者,随手效:以小蒜酽醋[30]煮,顿服之,取饱,不用着盐。

> **注释**
>
> [1] 卒心痛:突发心胸痛。按,古称心痛,包括真心痛、胃痛、心绞痛及其他上腹痛。
> [2] 若:或者。
> [3] 差:同"瘥",病愈。
> [4] 当户:对着门。户,门。
> [5] 益:更。
> [6] 客气:外来之邪气。
> [7] 之:六醴斋本作"出",义胜。
> [8] 灼灼尔:热的样子。
> [9] 心厌下:即剑突下。
> [10] 日三:六醴斋本作"日三服"。
> [11] 闷:同"闭"。四库本作"闭"。
> [12] 汗:谓烤出药物中水分。
> [13] 真珠:蚌珠。按,疑当作"真朱",即朱砂。
> [14] 一钱:似当作"一钱匕"。
> [15] 心疝:古病名,症见腹部疼痛隆起、气上冲心等。

[16] 真射罔：这里指乌头。
[17] 心痹：古病名，症见胸中室闷、气喘心痛等。
[18] 椀：同"碗"。
[19] 柈：同"盘"，盘子。
[20] 百：当为"有"之误。六醴斋本正作"有"。
[21] 脔：肉块。
[22] 肉：四库本作"内"，《外台秘要》卷七《多唾停饮心痛方》附校同。内，同"纳"。
[23] 蒸饼：馒头。
[24] 妨闷：同"烦闷"。
[25] 蜎心痛：当作"悁心痛"，忧闷心痛。
[26] 筒子干漆：以竹筒承取漆树汁凝成的干漆片。
[27]《姚和众》：《新唐书·艺文志》载："《姚和众童子秘诀》三卷，又《众童延龄至宝方》十卷。"后世目录学文献或记其名为"《姚和》"。
[28] 却：再。
[29] 薄盐汤：谓淡盐水。
[29] 酽醋：浓醋。

治卒腹痛方

治卒腹痛。方：捣桂末，服三寸匕。苦酒、人参、上好干姜亦佳。

又方：粳米二升，以水六升，煮二七沸，饮之。

又方：食盐一大把。多饮水送之，忽当吐，即差。

又方：掘土作小坎，水满坎中，熟搅取汁，饮之。

又方：令人骑其腹，溺脐中。

又方：米粉一升，水二升，和饮。

又方：使病人伏卧，一人跨上，两手抄举其腹，令病人自纵重轻举抄之，令去床三尺许，便放之，如此二七度止，拈取其脊骨皮深取痛引[1]之，从龟尾至顶乃止。未愈，更为之。

又方：令卧枕高一尺许，拄膝使腹皮踧[2]气入胸，令人抓其脐上三寸便愈。能干咽吞气数十遍者弥佳。此方亦治心痛，此即伏气。

治卒得诸疝，小腹及阴中相引，痛如绞，自汗出欲死。方：捣沙参末，筛，服方寸匕，立差。

此本在杂治中，谓之寒疝，亦名阴疝，此治不差，可服诸利丸下之，作走马汤亦佳。

治寒疝腹痛，饮食下，唯不觉其流行。方：椒二合，干姜四两。水四升，煮取二升，去渣，内饴一斤，又煎取半分，再服，数数服之。

又方：半夏一升，桂八两，生姜一升。水六升，煮取二升，分为三服。

治寒疝来去[3]，每发绞痛。方：吴茱萸三两，生姜四两，豉二合。酒四升，煮取二升。分为二服。

又方：附子一枚，椒二百粒，干姜半两，半夏十枚，大枣三十枚，粳米一升。水七升，煮米熟，去滓，一服一升，令尽。

又方：肉桂一斤，吴茱萸半升。水五升，煮取一升半，分再服。

又方：牡蛎、甘草、桂各二两。水五升，煮取一升半，再服。

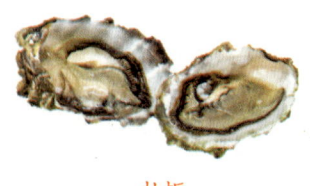

牡蛎

又方：宿乌鸡[4]一头（治如食法），生地黄七斤。合细锉之，着甑蔽[5]中蒸，铜器承。须取汁，清旦[6]服，至日晡[7]令尽。其间当下诸寒癖讫，作白粥渐食之。久疝者，下三剂。

附方

《博济方》治冷热气不和，不思饮食，或腹痛疠[8]刺。山栀子、川乌头等分。生捣为末，以酒糊丸如梧桐子大。每服十五丸，炒生姜汤下。如小肠气痛，炒茴香、葱、酒任下二十丸。

《经验方》治元脏气发，久冷腹痛虚泻。应急大效玉粉丹：生硫黄五两，青盐一两。已上滚[9]细研，以蒸饼为丸如绿豆大。每服五丸，热酒空心服，以食压之。

《子母秘录》治小腹疼，青黑，或亦不能喘：苦参一两，醋一升半，煎八合，分二服。

《圣惠方》治寒疝，小腹及阴中相引痛，自汗出：以丹参一两，杵为散。每服热酒调下二钱匕，佳。

> **注释**
> [1]痛引：谓极度拉伸。
> [2]跛：通"蹙"，逼迫。
> [3]来去：谓疾病时发时止。
> [4]宿乌鸡：指老乌鸡。宿，年岁多的。
> [5]甑蔽：瓮中蒸食物用的隔屉。此指蒸饭之具。
> [6]清旦：同"平旦"，清晨时分。
> [7]日晡：时段名，下午三至五时许。
> [8]疠（jiǎo）：绞痛。即后世"绞"字。
> [9]滚：翻转。

治心腹俱痛方

治心腹俱胀痛，短气欲死或已绝。方：取栀子十四枚，豉七合。以水二升，先煮豉，取一升二合，绞去滓，内栀子，更煎取八合，又绞去滓，服半升；不愈者，尽服之。

又方：浣小衣[1]，饮其汁一二升，即愈。

又方：桂二两（切），以水一升二合，煮取八合，去滓，顿服。无桂者，着干姜亦佳。

又方：乌梅二七枚，以水五升，煮一沸，内大钱二七枚，煮得二升半，强人可顿服，羸人可分为再服，当下便愈。

又方：茱萸一两，生姜四两，豉三合。酒四升，煮取二升，分为三服，即差。

又方：干姜一两，巴豆二两。捣，蜜丸。一服如小豆二丸，当吐下，差。

治心腹相连常胀痛。方：狼毒二两，附子半两。捣筛，蜜丸如梧子大。日一服一丸；二日二丸；三日后，服三丸；再一丸，至六日服三丸。自一至三[2]以常服，即差。

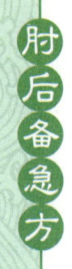

又方：吴茱萸一合，干姜四分，附子、细辛、人参各二分。捣筛，蜜丸如梧子大。服五丸，日三服。

凡心腹痛，若非中恶、霍乱，则是皆宿结冷热所为，今此方可采以救急。差后，要作诸大治[3]，以消其根源也。

附方

《梅师方》治心腹胀，坚痛，闷不安，虽未吐下欲死：以盐五合，水一升，煎令消，顿服，自吐下，食出即定，不吐更服。

孙真人方治心腹俱痛：以布裹椒薄[4]注上火熨，令椒汗出，良。

《十全方》心脾痛：以高良姜（细锉，炒）杵末，米饮调下一钱匕，立止。

注释

[1] 小衣：内裤。
[2] 自一至三：谓一日服一丸，二日服二丸，三日服三丸。其后每三日为一周期，依此例变化。
[3] 大治：指相对于"救急"法更为复杂的治法。也就是"大方"。
[4] 薄：通"傅"，敷药。后世作"敷"。

治卒心腹烦满方

治卒心腹烦满[1]，又胸胁痛[2]欲死。方：以热汤令灼灼尔[3]，渍手足，复易[4]。秘方。

又方：青布方寸，鹿角三分，乱发灰二钱匕。以水二升，煮令得一升五合，去滓，尽服之。

又方：锉薏苡根，浓煮取汁，服三升。

又方：取比轮钱[5]二十枚，水五升，煮取三沸，日三服。

又方：捣香菜[6]汁，服一二升。水煮干姜亦佳。

又方：即用前心痛支子豉汤[7]法，差。

又方：黄芩一两，杏仁二十枚，牡蛎一两。水三升，煮取一升，顿服。

治厥逆烦满常欲呕。方：小草[8]、桂、细辛、干姜、椒各二两，附子二两（炮）。捣，蜜和丸，服如桐子大四丸。

治卒吐逆。方：灸乳下一寸，七壮，即愈。

又方：灸两手大拇指内边爪后第一文头各一壮。又，灸两手中央长指爪下一壮，愈。

此本杂治中，其病亦是痰壅霍乱之例，兼宜依霍乱条法治之。人卒在此上条[9]患者亦少，皆因他病兼之耳。或从伤寒未复，或从霍乱吐下后虚燥，或是劳损服诸补药痞满，或触寒热邪气，或食饮挟[10]毒，或服药失度，并宜各循其本源为治，不得专用此法也。

附方

《千金方》治心腹胀，短气：以草豆蔻一两，去皮，为末。以木瓜生姜汤下半钱。

《斗门方》治男子女人久患气胀心闷，饮食不得，因食不调，冷热相击，致令心腹胀满，方：厚朴，火上炙令干，又蘸姜汁炙，直待焦黑为度。捣筛，如面。以陈米饮调下二钱匕，日三服，良。亦治反胃、止泻，甚妙。

《经验方》治食气遍身黄肿，气喘，食不得，心胸满闷：不蛀皂角（去皮子，涂好醋，炙令焦，为末）一钱匕，巴豆七枚（去油膜）。二件以淡醋及研好墨为丸，如麻子大。每服三丸，食后陈橘皮汤下，日三服，隔一日增一丸，以利为度。如常服，消酒食。

《梅师方》治腹满不能服药：煨生姜，绵裹，内下部中，冷即易之。

《圣惠方》治肺脏壅热烦闷：新百合四两，蜜半盏，和蒸令软，时时含一枣大，咽津[11]。

注释

[1] 烦满：同"烦懑"。后世作"烦闷"。
[2] 又胸胁痛：当作"叉笥胁痛"，即胸胁牵扯疼痛。
[3] 灼灼尔：热的样子。
[4] 复易：《医心方》卷六《治心腹胀满方》引作"冷复易"。

[5] 比轮钱：三国东吴孙权称帝后，曾先后铸造"大泉当千""大泉二千""大泉五千"，这种直径较大的钱被称为"比轮钱"，谓其"大如车轮"。
[6] 香菜：《医心方》卷六《治心腹胀满方》作"香菜"，即香薷。
[7] 支子豉汤：指上篇第一方。方用栀子、豉二味。支子，即栀子。
[8] 小草：远志的小苗。
[9] 人卒在此上条：《外台秘要》卷七《卒心腹胀满方》作"人平居有"四字。
[10] 挟：夹带
[11] 津：汁液。

治卒霍乱诸急方

凡所以得霍乱者，多起饮食，或饮食生冷杂物。以肥腻酒鲙，而当风履湿，薄衣露坐或夜卧失覆[1]之所致。

初得之，便务令煖，以炭火布其所卧下，大热减之。又，并蒸被絮若衣絮。自苞冷易热者[2]，亦可烧地，令热水沃[3]，敷薄布席[4]，卧其上，厚覆之。亦可作灼灼尔热汤着瓮中，渍足，令至膝；并铜器[5]贮汤，以着腹上，衣借之，冷复易。亦可以熨斗贮火着腹上。如此而不净者，便急灸之，但明案[6]次第，莫为乱灸。须有其病，乃随病灸之。未有病莫预灸。灸之虽未即愈，要万不复死矣。莫以灸不即[7]而止。灸霍乱，艾丸苦不大[8]，壮数亦[9]不多，本方言七壮，为[10]可四五十[11]，无不便火下得活。服旧方，用理中丸及厚朴大豆豉通脉半夏汤。先辈所用药皆难得，今但疏良灸之法及单行[12]数方，用之有效，不减于贵药。已死未久者，犹可灸。

余药乃可难备，而理中丸、四顺厚朴诸汤，可不预合，每向秋月，常买自随。

卒得霍乱，先腹痛者：灸脐上，十四壮。名太仓，在心厌下四寸，更度之。

先洞下者：灸脐边一寸，男左女右，十四壮，甚者至三十四十壮。名大肠募。洞者，宜泻。

先吐者：灸心下一寸，十四壮。又，并治下痢不止、上气，灸五十壮。名巨阙，正心厌尖头下一寸是也。

先手足逆冷者：灸两足内踝上一尖骨[13]是也，两足各七壮，不愈加数。名三阴交，在内踝尖上三寸是也。

转筋者：灸蹶[14]心当拇指大聚筋上，六七壮，名涌泉。又，灸足大指下约中一壮，神验。

又方：灸大指上爪甲际，七壮。

转筋入腹痛者：令四人捉手足，灸脐左二寸，十四[15]，灸股中大筋上去阴一寸。

若啘[16]者：灸手腕第一约理[17]中，七壮。名心主，当中指。

下利不止者：灸足大指本节内侧寸白肉际[18]，左右各七壮，名大都。

干呕者：灸手腕后三寸两筋间，是左右各七壮，名间使。若正厥呕绝，灸之便通。

《小品方》起死，吐且下利者：灸两乳，连黑外近腹白肉际，各七壮，亦可至二七壮。

若吐止而利不止者：灸脐一夫纳[19]中，七壮，又云脐下一寸，二七壮。

若烦闷凑满[20]者：灸心厌下三寸，七壮，名胃管。

又方：以盐内脐中，上灸[21]二七壮。

若遽[22]脐痛急者：灸脐下三寸三七壮，名关元，良。

治霍乱神秘起死灸法：以物横度病人人中[23]，屈之从心鸠尾飞度[24]以下灸。先灸中央毕，更横灸左右也。又灸脊上，以物围，令正当心厌。又夹脊左右一寸，各七壮，是腹背各灸三处也。

华佗治霍乱已死，上屋唤魂，又以诸治皆至，而犹不差者：捧病人腹[25]卧之，伸臂对，以绳度两头肘尖头[26]，依绳下夹背脊大骨穴[27]中，去脊各一寸，灸之百壮。不治者[28]，可灸肘椎。已试数百人，皆灸毕即起坐。佗以此术传子孙，代代皆秘之。

上此前并是灸法。

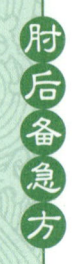

治霍乱心腹胀痛，烦满短气，未得吐下。方：盐二升，以水五升，煮取二升，顿服，得吐愈。

又方：生姜若干姜一二升，咬咀，以水六升，煮三沸，顿服。若不即愈，更可作。无新药，煮滓亦得。

又方：饮好苦酒三升，小老、羸者，可饮一二升。

又方：温酒一二升，以蜡如弹丸一枚，置酒中，消乃饮。无蜡，以盐二方寸匕代，亦得。

又方：桂屑半升，以煖饮二升和之，尽服之。

又方：浓煮竹叶汤五六升，令灼已转筋处。

又方：取楠若樟木（大如掌者），削之，以水三升，煮三沸，去滓，令灼之也。

又方：服干姜屑三方寸匕。

又方：取蓼若叶，细切二升，水五升，煮三沸，顿服之。煮干苏若生苏汁，即亦佳。

又方：小蒜一升，咬咀，以水三升，煮取一升，顿服之。

又方：以煖汤渍小蒜五升许，取汁服之，亦可。

又方：生姜一斤，切，以水七升，煮取二升，分为三服。

又方：取卖解家[29]机上垢，如鸡子大，温酒服之，差。

又方：饮竹沥少许，亦差。

又方：干姜二两，甘草二两，附子一两。水二升，煮取一升，内猪胆一合相和，分为三服。

又方：芦蓬茸一大把，浓煮，饮二升，差。

若转筋，方：烧铁令赤，以灼踵白肉际上近后，当纵铁，以随足为留停[30]，令成疮，两足皆尔，须臾间，热入腹，不复转筋，便愈。可脱刀烧虾尾用之，即差。

又方：煮苦酒三沸以摩之，合少粉尤佳。以絮胎缚，从当膝下至足[31]。

又方：烧栀子二七枚，研末服之。

又方：桂、半夏等分，末，方寸匕，水一升和，服之差。

又方：生大豆屑，酒和服，方寸匕。

又方：烧蜈蚣膏，傅之即差。

若转筋入肠[32]中，如欲转者，方：苦酒煮衣絮，絮中令温，从转筋处裹之。

又方：烧编荐索[33]三撮，仍酒服之，即差。

又方：釜底黑末，酒服之，差。

若腹中已转筋者：当倒担病人头在下，勿使及地，腹中平乃止。

若两臂脚[34]及胸胁转筋：取盐一升半，水一斗，煮令热灼灼尔，渍手足；在胸胁者，汤洗之。转筋入腹中，倒担病人，令头在下，腹中平乃止。若极[35]者，手引阴[36]，阴缩必死，犹在，倒担之，可活耳。

若注痢不止，而转筋入腹欲死：生姜一两累[37]，擘破，以酒升半，煮合三四沸，顿服之，差。

治霍乱吐下后心腹烦满。方：栀子十四枚，水三升，煮取二升，内豉七合，煮取一升，顿服之。呕者，加橘皮二两。若烦闷，加豉一升，甘草一两，蜜一升，增水二升，分为三服。

治霍乱烦躁，卧不安稳，方：葱白二十茎，夫[38]枣二十枚。水三升，煮取二升，顿服之。

治霍乱吐下后，大渴多饮则杀人，方：以黄米五升，水一斗煮之，令得三升，清澄，稍稍饮之，莫饮余物也。

崔氏云理中丸方：甘草三两[39]，干姜、人参、白术各一两。捣下筛，蜜丸如弹丸。觉不住[40]，更服一枚，须臾不差，仍温汤一斗，以麋肉内汤中服之，频频三五度，令差。亦可用酒服。

四顺汤，治吐下腹干呕，手足冷不止。

干姜、甘草、人参、附子各二两。水六升，煮取三升半，分为三服。若下不止，加龙骨一两。腹痛甚，加当归二两。《胡洽》用附子一枚，桂一两。人霍乱亦不吐痢，但四肢脉沉，肉冷汗出渴者，即差。

厚朴汤，治烦呕腹胀：厚朴四两（炙），桂二两，枳实五枚（炙），生姜三两。以水六升，煮取二升，分为三服。

凡此汤四种，是霍乱诸患皆治之，不可不合也。霍乱若心痛尤甚者，此为挟毒，兼用中恶方治之。

附方

孙真人治霍乱：以胡椒三四十粒，以饮吞之。

《斗门方》治霍乱：用黄杉木劈开作片一握，以水浓煎一盏服之。

肘后备急方

《外台秘要》治霍乱烦躁：烧乱发如鸡子大，盐汤三升，和服之。不吐，再服。

又方：治霍乱腹痛吐痢。

取桃叶三升，切，以水五升，煮取一升三合，分温二服。

《梅师方》治霍乱心痛，利，无汗：取梨叶枝一大握，水二升，煎取一升服。

又方：治霍乱后，烦躁，卧不安稳。

葱白二十茎，大枣二十枚。以水三升，煎取二升，分服。

《兵部手集》救人霍乱颇有神效：浆水（稍酸味者）煎干姜屑，呷[41]之。夏月腹肚不调，煎呷之，差。

《孙用和》治大泻霍乱不止：附子一枚，重七钱，炮，去皮脐，为末，每服四钱，水两盏，盐半钱，煎取一盏，温服立止。

《集效方》治吐泻不止，或致转筋，四肢发厥，虚风，不省人事，服此，四肢渐暖，神识便省。

回阳散：天南星为末，每服三钱，入京枣三枚，水一盏半，同煎至八分，温服。未省再服。

《圣惠方》治霍乱转筋垂死：败蒲席一握，细切，浆水一盏，煮汁，温温顿服。

又方：治肝虚转筋。用赤蓼茎叶，切，三合，水一盏，酒三合，煎至四合，去滓，温分二服。

又方：治肝风虚转筋入腹。以盐半斤，水煮少时，热渍之，佳。

《孙尚药》治脚转筋，疼痛挛急者：松节一两（细锉如米粒），乳香一钱。右件药，用银石器内慢火炒令焦，只留三分性，出火毒，研细，每服一钱至二钱，热木瓜酒调下。应时筋病皆治之。

《古今录验》方治霍乱转筋：取蓼一手把，去两头，以水二升半，煮取一升半，顿服之。

注释

[1] 失覆：露出被盖。

[2] 苞：通"包"，包裹。

[3] 沃：浇灌。

[4] 敷薄布席：《医心方》卷第十一《治霍乱方》作"敷蒋席"。蒋席，为蒋草所织之席。
[5] 铜器：《医心方》卷第十一《治霍乱方》此下有"若瓦器"三字。
[6] 案：通"按"。
[7] 即：四库本作"即愈"。
[8] 苦不大：六醴斋本作"不川大"。
[9] 亦：据文义当作"亦苦"。
[10] 为：或。
[11] 十：《医心方》卷第十一《治霍乱方》作"壮"。
[12] 单行：用单味药的方子。
[13] 一尖骨：蓝川慎认为："恐'一夫骨际中也'设。"可参。《医心方》卷十一《霍治乱手中冷方》作"一夫"。
[14] 蹠：《医心方》卷第十一《治霍乱转筋方》作"蹠"。蹠，脚掌。《外台秘要》卷三十八《石发后变霍乱及转筋方》作"脚"。
[15] 十四：四库本下有"壮"字，当据补。
[16] 哕（yuě）：同"哕"，干呕。
[17] 约理：约纹。关节内侧的纹理。
[18] 寸白肉际：《外台秘要》卷六《霍乱杂灸法》作"一寸白肉际"。
[19] 脐一夫纳：《医心方》卷第十一《治霍乱下利不止方》作"脐下一夫约"。一夫，中医针灸用长度单位。以四指合并，第二指节横宽为一夫。
[20] 凑满：（气）会聚胀满。凑，聚合。
[21] 上灸：《外台秘要》卷六《霍乱杂灸法》、《医心方》卷十一《治霍乱心腹胀满方》并作"灸上"。
[22] 遶：同"绕"。
[23] 人中：《医心方》卷十一《治霍乱欲死方》、《外台秘要》卷六《霍乱杂灸法》并作"口中"。
[24] 飞度："飞"字疑衍。《外台秘要》卷六《霍乱杂灸法》、《医心方》卷十一《治霍乱欲死方》无"飞"字。
[25] 腹：《外台秘要》卷六《霍乱杂灸法》、《医心方》卷十一《治霍乱心腹胀满方》并作"覆"。
[26] 两头肘尖头：上"头"字衍。《外台秘要》卷六《霍乱杂灸法》无此字，《医心方》卷十一《治霍乱欲死方》作"两肘头"。
[27] 穴：四库本作"穴"；《外台秘要》卷六《霍乱杂灸法》作"空"；《医心方》卷十一《治霍乱欲死方》无此字，并可通。

[28] 不治者：《外台秘要》卷六《霍乱杂灸法》作"无不活者"，当从。
[29] 卖解家：指表演杂技的人。
[30] 当纵铁……留停：似指将烙铁浮动于足部热灼。纵铁，《普济方》卷二百三作"从铁"。
[31] 以絮……至足：《外台秘要》卷六《霍乱转筋方》作："又以绵缠膝，下至足。""从当"二字似当作"当从"。
[32] 肠：《外台秘要》卷六《霍乱转筋方》、《医心方》卷十一《治霍乱转筋方》并作"腹"。
[33] 编荐索：编垫席的绳。
[34] 脚：小腿。
[35] 极：疲倦。《外台秘要》卷六《霍乱转筋方》、《医心方》卷十一《治霍乱转筋方》并作"剧"。
[36] 手引阴：《外台秘要》卷六《霍乱转筋方》、《医心方》卷十一《治霍乱转筋方》无"手"字。
[37] 累：生姜生长相连者为一累。
[38] 夫：当作"大"。
[39] 三两：四库本作"二两"。
[40] 住：似当作"佳"。
[41] 呷（xiā）：吸饮，喝。

治伤寒时气温病方

治伤寒[1]及时气[2]温病[3]及头痛，壮热脉大，始得一日，方：取旨兑[4]根、叶合捣三升许，和之真丹一两，水一升，合煮，绞取汁，顿服之，得吐便差。若重，一升尽服，厚覆取汗，差。

又方：小蒜一升，捣取汁三合，顿服之。不过，再作，便差。

又方：乌梅二七枚，盐五合。以水三升，煮取一升，去滓，顿服之。

又方：取生梓[5]木，削去黑皮，细切里白一升，以水二升五合煎，去滓，一服八合，三服，差。

又方：取木丸子二七枚，以水五升，按之令熟，去滓，尽服汁，当吐下，愈。

又方：鸡子一枚，着冷水半升，搅与和，乃复煮，三升水，极令沸，以向[6]所和水，投汤中，急搅令相得，适寒温，顿服取汗。

又方：以真丹涂身令遍，面向火坐，令汗出，差。

又方：取生蘘荷根、叶合捣，绞取汁，服三四升。

又方：取干艾三斤，以水一斗，煮取一升，去滓，顿服取汗。

又方：盐一升食之，以汤送之，腹中当绞吐，便覆取汗，便差。

又方：取比轮钱一百五十七枚，以水一斗，煮取七升，服汁尽之。须臾，复以五升水，更煮令得一升，以水二升投中，合令得三升，出钱饮汁，当吐毒出也。

又方：取猪膏如弹丸者，温服之，日三服，三日九服。

又方：乌梅三十枚（去核），以豉一升，苦酒三升，煮取一升半，去滓，顿服。

又，伤寒有数种，人不能别，令一药尽治之者，若初觉头痛、肉热、脉洪，起一二日，便作葱豉汤：用葱白一虎口，豉一升，以水三升，煮取一升，顿服取汗。不汗，复更作，加葛根二两，升麻三两，五升水，煎取二升，分再服，必得汗。若不汗，更加麻黄二两。又，用葱汤研米二合，水一升，煮之少时，下盐、豉，后内葱白四物，令火煎取三升，分服取汗也。

又方：豉一升，小男溺三升，煎取一升，分为再服，取汗。

又方：葛根四两，水一斗，煎取三升，乃内豉一升，煎取升半，一服。捣生葛汁，服一二升，亦为佳也。

若汗出不歇，已三四日，为中恶，欲令吐者：豉三升，水七升，煮取二升半，去滓，内蜜一两，又煮三沸，顿服，安卧，当得吐，不差，更服取差。秘法，传于子孙也。

又方：生地黄三斤，细切，水一斗，煮取三升，分三服。亦可服藜芦吐散及苦参龙胆散。

若已五六日以上者：可多作青竹沥，少煎令减，为数数饮之，厚覆取汗。

又方：大黄、黄连、黄柏、栀子各半两。水八升，煮六七沸，内豉一升，葱白七茎，煮取三升，分服。宜老少。

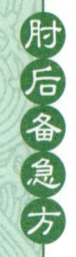

又方：苦参二两，黄芩二两，生地黄半斤。水八升，煮取一升，分再服。或吐下毒，则愈。

若已六七日，热极，心下烦闷，狂言见鬼，欲起走：用干茱萸三升，水二升，煮取一升后，去滓，寒温[7]服之，得汗便愈。此方恐不失，必可用也，秘之。

又方：取白犬，从背破取血，破之多多为佳，当及热，以敷胸上，冷乃去之。此治垂死者活。无白犬，诸纯色者亦可用之。

又方：取桐皮（削去上黑者），细擘之，长，断令四寸一束，以酒五合，以水一升，煮取一升，去滓，顿服之。当吐下青黄汁数升，即差。

又方：鸡子三枚，芒硝方寸匕。酒三合，合搅，散消尽，服之。

又方：黄连三两，黄柏、黄芩各二两，栀子十四枚。水六升，煎取二升，分再服，治烦呕不得眠。

治时气行[8]，垂死破棺。千金煮汤：苦参一两，㕮咀，以酒二升半，旧方用苦参酒[9]煮，令得一升半，去滓，适寒温，尽服之。当间苦寒[10]吐毒如溶胶，便愈。

又方：大钱百文，水一斗，煮取八升，内麝香、当门子、李子大，末，稍稍与饮至尽，或汗，或吐之。

治温毒发斑，大疫难救，黑膏：生地黄半斤（切碎），好豉一升，猪脂二斤。合煎五六沸，令至三分减一，绞去滓，末雄黄、麝香如大豆者，内中搅和，尽服之。毒从皮中出，即愈。

又方：用生虾蟆[11]，正尔[12]破腹去肠，乃捣吞食之。得五月五日干者，烧末，亦佳矣。

黑奴丸：《胡洽》《小品》同，一名水解丸，又一方加小麦黑壳[13]一两，名为麦奴丸。支[14]同此注。

麻黄二两，大黄二两，黄芩一两，芒硝一两，釜底墨一两，灶突墨二两，梁上尘二两。捣，蜜丸如弹丸，新汲水五合，末一丸，顿服之。若渴，但与水，须臾寒，寒了汗出便解。日移五尺不觉，更服一丸。此治五六日，胸中大热，口噤，名为坏病，不可医治，用此黑奴丸。

又方：大青四两，甘草、胶各二两，豉八合。以水一斗，煮二物，取三升半，去滓，内豉煮三沸，去滓，乃内胶，分作四服，尽，又合此。治得至七八日，发汗不解及吐下大热，甚佳。

又方：大黄三两，甘草二两，麻黄二两，杏仁三十枚，芒硝五合，黄芩一两，巴豆二十粒（熬）。捣，蜜丸和，如大豆，服三丸，当利毒。利不止，米饮止之。家人视病者，亦可先服取利，则不相染易也。此丸亦可预合置。

麻黄解肌[15]一二日便服之。麻黄、甘草、升麻、芍药、石膏各一两，杏仁三十枚，贝齿三枚（末之）。以水三升，煮取一升，顿服，覆取汗出，即愈，便食豉粥补虚，即宜也。

又方：麻黄二两，芩、桂各一两，生姜三两。以水六升，煮取二升，分为四服。

亦可服葛根解肌汤：葛根四两，芍药二两，麻黄、大青、甘草、黄芩、石膏、桂各一两，大枣四枚。以水五升，煮取二升半，去渣，分为三服，微取汗。

二日已[16]上至七八日不解者，可服小柴胡汤：柴胡八两，人参、甘草、黄芩各三两，生姜八两（无者，干姜三两），半夏五两（汤洗之），大枣十二枚。水九升，煮取二升半，分为三服。微覆取汗半日，须臾便差。若不好，更作一剂。

若有热实，得汗不解，复满痛、烦躁、欲谬语者，可服大柴胡汤。方：柴胡半斤，大黄二两，黄芩三两，芍药二两，枳实十枚，半夏五两（洗之），生姜五两，大枣十二枚。水一斗，煮取四升，当分为四服，当微利也。

此四方最第一急须者，若幸可得药，便可[17]不营[18]之，保无死忧。诸小治为防以[19]穷极耳。

若病失治，及治不差，十日已上，皆名坏病，唯应服大小鳖甲汤。此方药分两乃少而种数多，非备急家所办，故不载。凡伤寒发汗，皆不可使流离[20]过多，一服得微汗，汗絜[21]便止。未止，粉之，勿当风。

初得伤寒，便身重腰背痛，烦闷不已，脉浮，面赤，斑斑如锦文，喉咽痛，或下痢，或狂言欲走，此名中阳毒，五日可治，过此死，宜用此方：雄黄、甘草、升麻、当归、椒、桂各一分。水五升，煮取二升半，分三服，温覆取汗，服后不汗，更作一剂。

若身重背强蛰蛰[22]如被打，腹中痛，心下强，短气呕逆，唇青面黑，四肢冷，脉沉细而紧数，此名中阴毒，五日可治，过此死，用此方：

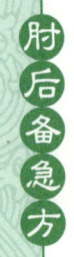

甘草、升麻各二分，当归、椒各一分，鳖甲一两。以水五升，煮取二升半，分三服。温覆取汗，汗不出，汤煮更作也。

阴毒伤[23]，口鼻冷者：干姜、桂各一分，末，温酒三合，服之，当大热，差。

凡阴阳二毒，不但初得便尔，或一二日变作者，皆以今药治之，得此病多死。

治热病不解，而下痢困笃欲死者，服此大青汤。方：大青四两，甘草三两，胶二两，豉八合，赤石脂三两。以水一斗，煮取三升，分三服，尽更作，日夜两剂，愈。

又方：但以水五升，豉一升，栀子十四枚，韭白一把，煮取三升半，分为三服。

又方：龙骨半斤，捣碎，以水一斗，煮取五升，使极冷，稍稍饮，其间或得汗，即愈矣。

又方：黄连、当归各二两，干姜一两，赤石脂二两。蜜丸如梧子，服二十丸，日三夜再。

又方：黄连二两，熟艾如鸭卵大。以水二斗，煮取一升，顿服，立止。

天行[24]诸痢悉主之：黄连三两，黄柏、当归、龙骨各二两。以水六升，煮取二升，去滓，入蜜七合，又火煎取一升半，分为三服，效。

天行毒病，挟热腹痛，下痢：升麻、甘草、黄连、当归、芍药、桂心、黄柏半两。以水三升，煮取一升，服之，当良。

天行四五日，大下热痢：黄连、黄柏各三两，龙骨三两，艾如鸡子大。以水六升，煮取二升，分为二服。忌食猪肉、冷水。

若下脓血不止者：赤石脂一斤，干姜一两，粳米一升。水七升，煮米熟，去滓，服七合，日三。

又方：赤石脂一斤，干姜二两。水五升，煮取三升，分二服，若绞脐痛，加当归一两，芍药二两，加水一升也。

若大便坚闭，令利者：大黄四两，厚朴二两，枳实四枚。以水四升，煮取一升二合，分再服，得通者，止之。

若十余日不大便者，服承气丸：大黄、杏仁各二两，枳实一两，芒硝一合。捣，蜜和丸如弹丸，和汤六七合服之，未通更服。

若下痢不能食者：黄连一升，乌梅二十枚，炙燥，并得捣末，蜡如棊子^[25]大，蜜一升，合于微火上，令可丸，丸如梧子大，一服二丸，日三。

若小腹满，不得小便者，方：细末雌黄，蜜和丸，取如枣核大，内溺孔中，令^[26]半寸，亦以竹管注阴，令痛朔^[27]之通。

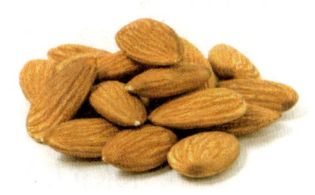
杏仁

又方：末滑石三两，葶苈子一合。水二升，煮取七合，服。

又方：捣生葱，薄小腹上，参^[28]易之。

治胸胁痞满，心塞气急，喘急。方：人参、术各一两，枳实二两，干姜一两。捣，蜜和丸，一服一枚。若嗽，加栝楼二两；吐，加牡蛎二两。日夜服五六丸，不愈更服。

毒病攻喉咽肿痛。方：切当陆，炙令热，以布藉喉，以熨布上，冷复易。

又方：取真蔄茹^[28]爪甲大，内口中，以牙小嚼汁，以渍喉，当微觉异为佳也。

毒病后攻目。方：煮蜂窠以洗之，日六七度，佳。

又方：冷水渍青布以掩之。

若生翳^[29]者烧豉二七粒，末，内管鼻中以吹之。

治伤寒呕不止方：甘草一两，升麻半两，生姜三两，橘皮二两。水三升，煮取二升，顿服之，愈。

又方：干姜六分，附子四分（末）。以苦酒丸，如梧子大，一服三丸，日三服。

治伤寒哕不止方：甘草三两，橘皮一升。水五升，煮取三升，分服，日三，取差。

又方：熟洗半夏，末服之，一钱一服。

又方：赤苏一把，水三升，煮取二升，稍稍饮。

又方：干姜六分，附子四分。末，苦酒丸，如梧子大，服三丸，日三服。

比岁^[31]有病时行，仍发疮，头面及身，须臾周匝^[32]，状如火疮，皆戴白浆，随决随生，不即治，剧者多死。治得差后，疮瘢紫黑，弥岁方减,此恶毒之气。世人云:"永徽四年[33],此疮从西东流,遍于海中,煮葵菜,以蒜齑啖之,即止。初患急食之,少饭下菜亦得。以建武[34]中于南阳击虏所得,仍呼为虏疮,诸医参详作治,用之有效。"

方:取好蜜通身上摩,亦可以蜜煎升麻[35],并数数食。

又方:以水浓煮升麻,绵沾洗之,苦酒渍弥好,但痛难忍。

其余治犹依伤寒法,但每多作毒意防之,用地黄黑膏亦好。

治时行病发黄方:茵陈六两,大黄二两,栀子十二枚。以水一斗,先洗茵陈,取五升,去滓,内二物,又煮取三升,分四服。亦可兼取黄疸中杂治法,差。

比岁又有虏黄病,初唯觉四体沉沉不快,须臾见眼中黄,渐至面黄及举身皆黄,急令溺白纸,纸即如檗染者,此热毒已入内,急治之。若初觉,便作瓜蒂[36]赤豆散,吹鼻中,鼻中黄汁出数升者,多差。若已深,应看其舌下两边,有白脉弥弥[37]处,芦刀割破之,紫血出数升,亦歇。然此须惯解[38]割者,不解割,忽伤乱舌下青脉,血出不止,便杀人。方可烧纺轹铁[39],以灼此脉令焦,兼瓜蒂杂巴豆捣为丸服之,大小便亦去黄汁,破灼已后,禁诸杂食。

又云:有依黄、坐黄,复须分别之。

方:切竹,煮饮之,如饮[40]。

又方:捣生瓜根,绞取汁,饮一升至二三升。

又方:醋酒浸鸡子一宿,吞其白数枚。

又方:竹叶(切)五升,小麦七升,石膏三两(末,绵裹之)。以水一斗五升,煮取七升,一服一升,尽吃即差也。

又方:生葛根汁二升,好豉一升,栀子三七枚,茵陈(切)一升。水五升,煮取三升,去滓,内葛汁,分为五服。

又方:金色脚鸡,雌鸡血在[41],治如食法,熟食宜[42]饮汁令尽,不过再作。亦可下少盐豉,佳。

治毒攻手足肿,疼痛欲断。方:用虎杖根,锉,煮,适寒温,以渍足,令踝上有尺许水,止之。

又方:以稻穰灰汁渍足。

又方:酒煮苦参以渍足,差。

又方:细锉黄柏五斤,以水三斗,煮渍之。亦治攻阴肿痛。

又方：作坎[43]令深三尺，少容[44]两足，烧坎令热，以酒灌坎中，着屐踞[45]坎中，壅勿令泄。

又方：煮羊桃汁渍之，杂少盐、豉尤好。

又方：以牛肉裹肿处，肿消痛止。

又方：捣常思草，绞取汁，以渍足。

又方：猪蹄一具，合葱煮，去滓，内少盐，以渍之。

毒病下部生疮者：烧盐以深道[46]之，不过三。

又方：生漆涂之，绵导之。

又方：大丸艾灸下部，此谓穷无药。

又方：取蚓三升，以水五升，得二升半[47]，尽服之。

又方：煮桃皮，煎如饴，以绵合导之。

又方：水中荇菜，捣，绵导之，日五易，差。

又方：榉皮、槲皮合煮汁，如粘[48]糖，以导之。又，浓煮桃皮饮之，最良。

又方：捣蛇莓汁，服三合，日三。水渍乌梅令浓，并内崖蜜，数数饮。

若病人齿无色[49]，舌上白，或喜睡眠，愦愦[50]不知痛痒处，或下痢，急治下部[51]。不晓此者，但攻其上，不以下为意。下部生虫，虫食其肛，肛烂见五脏便死。治之方：取鸡子白，内漆合搅，还内壳中，仰头吞之，当吐虫，则愈。

又方：烧马蹄作灰，细末，猪脂和，涂绵以导下部，日数度，差。

又方：桃仁十五枚，苦酒二升，盐一合，煮取六合，服之。

又方：烧艾于管中熏之，令烟入下部，中少雄黄杂妙。此方是溪温[52]，故尔兼取彼治法。

又有病䘌[53]下不止者：乌头二两，女萎、云实各一两，桂二分，蜜丸如桐子，水服五丸，一日三服。

治下部卒痛，如鸟啄之。方：赤小豆、大豆各一升，合捣，两囊贮，蒸之令熟，更互坐，即愈。

此本在杂治中，亦是伤寒毒气所攻。

故凡治伤寒方甚多，其有诸麻黄、葛根、桂枝、柴胡、青龙、白虎、四顺、四逆二十余方，并是至要者，而药难尽备，且诊候须明悉，别所在撰大方中，今唯载前四方，尤是急须者耳。其黄膏、赤散在辟病条中。预合，初觉患便服之。伤寒、时行、温疫，三名同一种耳，而源本小异。其冬月伤于寒，或疾行力作，汗出得风冷，至夏发，名为伤寒；其冬月不甚寒，多暖气及西风，使人骨节缓憛[54]受病，至春发，名为时行；其年岁中有疠气，名为温病。如此诊候并相似。又贵胜雅言[55]，总名伤寒，世俗因号为时行，道术符刻言五温，亦复殊，大归[56]终止是共途也。然自有阳明、少阴，阴毒、阳毒为异耳。少阴病例不发热，而腹满下痢，最难治也。

附方

《必效方》治天行一二日者：麻黄一大两（去节）。以水四升，煮，去沫，取二升，去滓，著米一匙及豉，为稀粥，取强一升[57]，先作熟汤浴，淋头百余椀[58]，然后服粥，厚覆取汗，于夜最佳。

《梅师方》治伤寒汗出不解，已三四日，胸中闷吐：豉一升，盐一合。水四升，煎取一升半，分服，当吐。

《圣惠方》治伤寒四日，已呕吐，更宜吐：以苦参末，酒下二钱，得吐，差。

又方：治时气热毒，心神烦燥。用蓝淀[59]半大匙，以新汲水一盏服。

又方：治时气头痛不止。用朴硝三两，捣罗[60]为散，生油调涂顶上。

又方：治时气烦渴。用生藕汁一中盏，入生蜜一合，令匀，分二服。

《胜金方》治时疾热病，狂言心燥：苦参不限多少，炒黄色为末，每服二钱，水一盏，煎至八分，温服，连煎三服，有汗无汗皆差。

《博济方》治阴阳二毒，伤寒黑龙丹：舶上硫黄一两，以柳木槌研三两日，巴豆一两，和壳记个数，用二升铛子一口，先安硫黄铺铛[61]底，次安巴豆，又以硫黄盖之，酽醋[62]半升已来[63]浇之，盏子盖合令紧蜜[64]，更以湿纸周回固济[65]缝，勿令透气，缝纸干，更以醋湿之，文武火熬，常着人守之，候里面巴豆作声，数已半为度，急将铛子离火，便入臼中，急捣令细，再以少米醋并蒸饼少许，再捣，令冷，可丸如鸡头大。若是阴毒，用椒四十九粒，葱白二茎，水一盏，煎至六分，服一丸。阳毒用豆豉四十九粒，葱白二茎，水一盏，同煎，吞一丸，不得嚼破。

《孙用和方》治阳毒入胃，下血频，疼痛不可忍：郁金五个大者，牛黄一皂荚子，别细研二味，同为散，每服用醋浆水一盏，同煎二沸，温服。

《孙兆口诀》治阴毒伤寒，手足逆冷，脉息沉细，头疼腰重，兼治阴毒、效逆等疾。方：川乌头、干姜等分，为麤[66]散，炒令转色，放冷，再捣，为细散，每一钱，水一盏，盐一撮，煎取半盏，温服。

又方：治阴胜隔阳伤寒，其人必燥热而不欲饮水者是也，宜服霹雳散：附子一枚，烧为灰，存性为末，蜜水调下，为一服而愈。此逼散寒气，然后热气上行而汗出，乃愈。

《圣惠方》治阴毒伤寒，四肢逆冷，宜熨：以吴茱萸一升，酒和匀，湿绢袋二只，贮，蒸令极热，熨脚心，候气通畅匀暖即停熨，累验。

唐崔元亮疗时疾发黄，心狂烦热，闷不认人者：取大栝楼一枚，黄者，以新汲水九合浸，淘取汁，下蜜半大合，朴硝八分，合搅，令消尽，分再服，便差。

《外台秘要》治天行病四五日，结胸满痛、壮热、身体热：苦参一两（锉），以醋二升，煮取一升二合，尽饮之，当吐，即愈。天行毒病非苦参、醋药不解，及温覆取汗，愈。

又方：救急治天行后呕逆不下食，食入即出。取羊肝如食法，作生淡食，不过三度，即止。

又方：以鸡卵一枚，煮三五沸出，以水浸之，外熟内热，则吞之，良。

《圣惠方》治时气呕逆不下食：用半夏半两（汤浸洗七遍，去滑），生姜一两（同锉碎）。以水一大盏，煎至六分，去滓，分二服，不计时候，温服。

《深师方》治伤寒病哕不止：半夏熟洗，干，末之，生姜汤服一钱匕。

《简要济众》治伤寒咳噫[67]不止及哕逆不定：丁香一两，干柿蒂一两，焙干，捣末，人参煎汤下一钱，无时服。

《外台秘要》治天行毒病衄鼻，是热毒血下数升者：好墨末之，鸡子白丸如梧子，用生地黄汁，下一二十丸，如人行五里，再服。

又，疗伤寒已八九日至十余日，大烦渴，热胜而三焦有疮䘌者，多下；或张口吐舌呵吁，目烂，口鼻生疮，吟语[68]不识人，除热毒止痢方：龙骨半斤，碎，以水一斗，煮取四升，沉之井底令冷，服五合，渐渐进之，恣意饮，尤宜老少。

《梅师方》治热病后下痢，脓血不止，不能食：白龙骨，末，米饮调方寸匕服。

《食疗》治伤寒热毒下血：羚羊角，末，服之，即差。又疗疝气。

《圣惠方》治伤寒狐惑，毒蚀下部，肛外如蜃，痛痒不止：雄黄半两，先用瓶子一个，口大者，内入灰，上如装香火，将雄黄烧之，候烟出，当病处熏之。

又方：主伤寒下部生䘌疮。用乌梅肉三两，炒令燥，杵为末，炼蜜丸，如梧桐子大，以石榴根皮煎汤，食前下十丸。

《梅师方》治伤寒发豌豆疮，未成脓：研芒硝用猪胆和涂上，效。

《经验后方》治时疾发豌豆疮及赤疮子未透，心烦狂躁，气喘妄语：龙脑一钱，细研，旋滴猪心血和丸，如鸡头肉大，每服一丸，紫草汤下，少时心神便定，得睡，疮复发透，依常将息取安。

《药性论》云：虎杖治大热烦躁，止渴利小便，压一切热毒。暑月和甘草煎，色如琥珀可爱堪著，尝之甘美，瓶置井中，令冷彻如水，白瓷器及银器中贮，似茶啜之，时人呼为冷饮子，又且尊于茗，能破女子经候不通，捣以酒浸，常服。有孕人勿服，破血。

注释

[1] 伤寒：感受风寒之邪，以恶寒、头身痛、脉浮紧为主症的病证。
[2] 时气：季节性发作的传染性疾病。
[3] 温病：多种外感热病的总称。
[4] 旨兑：不详。《普济方》卷一百四十八《时气门》同方作"小蒜"。
[5] 杍："梓"的异体字。
[6] 向：先前。
[7] 寒温：当作"适寒温"。
[8] 时气行：似当作"时气天行"。
[9] 苦参酒：似当作"苦酒"，与上文"酒"相对。《外台秘要》卷三《天行病发汗等方》正作"苦酒"。

［10］当间苦寒：蓝川慎谓当作"当（尝）闻苦参"，可参。《证类本草·苦参》正作"当闻苦参"。

［11］虾蟆：即"蛤蟆"。

［12］正尔：亦作"直尔"，径直地。

［13］黑壳：一名"小麦奴"，即霉麦。为麦散黑粉菌寄生在麦穗上形成的孢子堆。

［14］支：晋代医僧支法存。其先辈为胡人，后移居广州。所著有《申苏方》五卷。

［15］麻黄解肌：当作"麻黄解肌汤"。

［16］已：当作"以"。

［17］可：《外台秘要》卷三《天行病发汗等力》作"不叫"。

［18］营：营求。

［19］防以：《外台秘要》卷三《天行病发汗等力》作"以防"。

［20］流离：大汗淋漓的样子。

［21］絜："洁"的古字。此指汗出尽。

［22］蛰蛰：疑通"慹慹"，恐惧的样子。

［23］阴毒伤：当作"阴毒伤寒"。

［24］天行：即时气。

［25］綦子：即棋子。綦，同"棋"。

［26］令：《外台秘要》卷二《伤寒小便不利方》作"令入"。

［27］朔：当作"嗍（suō）"，吮吸。亦作"㖭亦""嗽"。

［28］参：同"叁"。蓝川慎谓当作"燊"，"燊"为"燥"的俗字，亦通。《外台秘要》卷二《伤寒小便不利方》引崔氏方正作"燥"。

［29］簡茹：当作"蘭茹"，中药名。

［30］翳：目翳。黑睛浑浊或有病变瘢痕。

［31］比岁：近年。

［32］周匝：密布。

［33］永徽四年：公元653年。"永徽"是唐高宗的年号。

［34］建武：东汉光武帝、东晋元帝、后赵石虎、西晋惠帝、西燕慕容忠、齐明帝等皆曾用此年号，本处所指不详。其中齐明帝建元于494年，与永徽四年较近。

［35］蜜煎升麻："麻"下《备急千金要方》卷十《伤寒杂治》有"摩之"二字，《外台秘要》卷三《天行发斑方》有"数数拭之"四字，与下文"并"字相合。

[36] 瓜蒂：甜瓜之蒂，具催吐之功。
[37] 弥弥：胀大的样子。
[38] 解：懂，明了。
[39] 纺軨（líng）铁：不详，似为纺车的零件。
[40] 如饮：道藏本、四库本并同，与上下文不谐，疑误。六醴斋本无此二字。
[41] 雌鸡血在：文义不属。《医心方》卷十四第十引《小品方》有"取鸡雌雄无在"语，则此亦应作"雌雄无在"，义不拘雌雄。
[42] 宜：同"肉"。
[43] 坎：这里指地坑。
[44] 少容：《外台秘要》卷三《天行热毒攻手足方》作"大小容"，义长。
[45] 踞：伸腿坐。
[46] 道：谓将药物注入肛门以促成排便或泄泻。
[47] 得二升半："得"上当有"煮"字。
[48] 粘：《证类本草·槲若》作"饴"，当据改。
[49] 齿无色：《外台秘要》卷二《伤寒䘌疮方》作"齿断（龈）无色"，义胜。
[50] 愤愤：昏闷的样子。
[51] 下部：这里指肛门。
[52] 溪温：古病名，即水毒病，见《诸病源候论》卷二十五《水毒候》。又称"溪毒"，指感染溪涧疫水而得的蛊病，类似现代的血吸虫病。
[53] 䘌：古病名，以二阴蚀烂为主症。
[54] 憕：同"惰"。
[55] 贵胜雅言：地位高贵者的高雅言辞。贵胜，尊贵而有地位者。
[56] 大归：大要，大旨。
[57] 强一升：一升多。
[58] 椀：同"碗"。
[59] 蓝淀：即蓝靛，古代的一种染料。
[60] 罗：筛子一类过滤粉末类物品的器物。此处作动词，过筛。
[61] 铛（chēng）：古代的一种平底浅锅。
[62] 酽醋：浓醋。
[63] 已来：亦作"以来"，犹言"以上""多"。

[64] 蜜：通"密"。

[65] 固济：黏结。

[66] 麤（cū）：同"粗"。

[67] 咳噫：嗳气。咳，同"欬"。《集韵》："噫、欬，乙界切。《说文》饱食息也。或作'欬'，通作'饺'。"按，此"咳"音、义同"噫"。疑古人已不明此关系，因此二字连用。

[68] 吟语：语默不言。吟，同"噤"。

治时气病起诸劳复方

凡得毒病愈后，百日之内，禁食猪、犬、羊肉，并伤血；及肥鱼久腻、干鱼，则必大下痢，下则不可复救。又，禁食面食、胡蒜、韭薤、生菜、虾鲊[1]辈，食此多致复发则难治，又令到他年数发也。

治笃病新起早劳及食饮多致欲死。方：烧鳖甲，服方寸匕。

又方：以水服胡粉少许。

又方：粉三升，以暖水和服之，厚覆取汗。

又方：干苏一把，水五升，煮取二升，尽服之。无干者，生亦可用，加生姜四两，豉一升。

又方：取伏鸡子[2]壳碎之，熬令黄黑，细末，热汤服一合，温覆取汗。

又方：大黄、麻黄各二两，栀子仁十四枚，豉一升。水五升，煮取三升，分再服，当小汗及下痢。

又方：浓煮甘皮服之，芦根亦佳。

觉[3]多而发复方：烧饭筛末，服方寸匕，良。

治交接劳复，阴卵肿，或缩入腹，腹中绞痛或便[4]绝。方：烧妇人月经衣，服方寸匕。

又方：取独子一枚，撞之三十六，放于户中，逐使喘极，乃刺胁下取血一升，酒一升，合和饮之。若卒无者，但服血，慎勿便[5]冷，应用猳独[6]。

又方：取所交接妇人衣，覆男子上一食久，活之。

又方：取猳独胫及血，和酒饮之，差。

又方：刮青竹茹二升，以水三升，煮令五六沸，然后绞去滓。以竹茹汤温服之。此方亦通治劳复。

又方：矾石一分，消三分，末，以大麦粥清，可方寸匕，三服，热毒随大小便出。

又方：取蓼子一大把，水挼取汁，饮一升。干者，浓[7]取汁服之。葱头捣，以苦酒和服，亦佳。

又方：蚯蚓数升[8]，绞取汁，服之良。

若差[9]后，病男接[10]女，病女接男。安者阴易[11]，病者发复[12]，复者亦必死。卒阴易病，男女温病差后，虽数十日，血脉未和，尚有热毒，与之交接者，即得病，曰阴易。杀人甚于时行，宜急治之。令[13]人身体重，小腹急，热上冲[14]胸，头重不能举，眼中生眵[15]，膝拘胫急欲死。方：取妇人裈[16]亲阴上者，割取烧末，服方寸匕，日三，小便即利，而阴微肿者，此当愈。得童女裈亦良，若女病，亦可用男裈。

又方：末干姜四两，汤和顿服，温覆取汗，得解止。

又方：男初觉，便灸阴[17]三七壮，若已尽，甚至百壮，即愈。眼无妨，阴道疮复常。

大病差后，小劳便鼻衄。方：左顾牡蛎十分，石膏五分。捣末，酒服方寸匕，日三四，亦可蜜丸服，如梧子大，服之。

大病差后，多虚汗，及眼[18]中流汗。方：杜仲、牡蛎分等，暮卧水服，五匕则停，不止更作。

又方：甘草二两，石膏二两。捣末，以浆服方寸匕，日二服，差。

又方：龙骨、牡蛎、麻黄根，末，杂粉以粉身，良。

又，差复虚烦不得眠，眼[19]中痛疼[20]懊憹[21]。豉七合，乌梅十四枚。水四升，先煮梅，取二升半，内豉，取一升半，分再服。无乌梅，用栀子十四枚亦得。

又方：黄连四两，芍药二两，黄芩一两，胶三小挺[22]。水六升，煮取三升，分三服。亦可内乳子黄二枚。

又方：千里流水一石（扬之万度），二斗半[23]，半夏二两（洗之），秫米一斗[24]，茯苓四两。合煮得五升，分五服。

附方

《梅师方》治伤寒差后，交接发动[25]，困欲死，眼不开，不能语。方：栀子三十枚，水三升，煎取一升，服。

注释

[1] 鉏：当作"鉏（shàn）"，同"鳝"。
[2] 伏鸡子：即在孵育的鸡蛋。伏，鸟类伏在卵上孵育小鸟，今作"孵"。
[3] 觉：四库本、六醴斋本作"食"。蓝川慎认为当作"觉食"二字。
[4] 便：当作"使"。
[5] 便：四库本作"使"。
[6] 猳（jiā）独：公猪。
[7] 浓：蓝川慎谓"浓"下当脱"煮"字。
[8] 数升：《证类本草·蚯蚓》引《百一方》作"数条"，义长。
[9] 差：六醴斋本作"病差"。
[10] 接：交接。
[11] 安者阴易：六醴斋本作"病名阴阳易"。阴易，通称"阴阳易"，古人指外感病未恢复而通过房事传给对方的病证。
[12] 病者发复：六醴斋本无"者发复"三字。
[13] 令：四库本作"治"。
[14] 肿：《伤寒论》卷七《辨阴阳易差后劳复病证并治法》、《医心方》卷十四《治伤寒交接劳复方》并作"冲"。
[15] 曦：眵曦，即眼屎。
[16] 裈（kūn）：同"裩"，内裤。
[17] 灸阴：《外台秘要》卷三《天行阴阳易方》引《深师》类方作"灸阴头"，较长。
[18] 眼：当作"眠"。
[19] 眼：《医心方》卷十四《治伤寒病后汗出方》引《葛氏方》作"眠"。义长，当从。
[20] 痛疼：酸痛。
[21] 懊侬（ào náo）：烦闷。
[22] 挺：量词，用于棒状物。
[23] 二斗半：《外台秘要》卷二《伤寒不得眠方》此上有"澄取"二字。

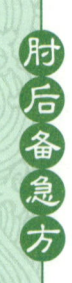

［24］一斗：《外台秘要》卷二《伤寒不得眠方》作"一升"，是。《灵枢·邪客》同。

［25］发动：古俗语，指旧病复发。

治瘴气疫疠温毒诸方

辟瘟疫药干散[1]：大麻仁、柏子仁、干姜、细辛各一两，附子半两（炮）。捣筛，正旦[2]以井华水，举家各服方寸匕。疫极则三服，日一服。

老君神明白散[3]：术一两，附子三两，乌头四两，桔梗二两半，细辛一两。捣筛，正旦服一钱匕，一家合药，则一里无病。此带行，所遇病气皆消。若他人有得病者，便温酒服之方寸匕，亦得。病已四五日，以水三升，煮散，服一升，覆取汗出也。

赤散方：牡丹五分，皂荚五分，炙之，细辛、干姜、附子各三分，肉桂二分，真珠四分，踯躅四分。捣筛为散，初觉头强邑邑[4]，便以少许内[5]鼻中，吸之取吐，温酒服方寸匕，覆眠得汗，即差。晨夜行，及视病，亦宜少许以内粉，粉身佳。牛马疫，以一匕着舌下，溺灌，日三四度，甚妙也。

度瘴散，辟山瘴恶气。若有黑雾欲勃[6]及西南温风，皆为疫疠之候。方：麻黄、椒各五分，乌头三分，细辛、术、防风、桔梗、桂、干姜各一分。捣筛，平旦酒服一盏[7]匕，辟毒诸恶气，冒雾行，尤宜服之。

太乙流金[8]方：雄黄三两，雌黄二两，矾石、鬼箭各一两半，羖羊角二两。捣为散，三角绛囊贮一两，带心前并门户上。月旦[9]青布裹一刀圭。中庭烧温，病人亦烧熏之，即差。

辟天行疫疠：雄黄、丹砂、巴豆、矾石、附子、干姜分等。捣，蜜丸，平旦向日吞之一丸，如胡麻大，九日止，令无病。

常用辟温病散方：真珠、肉桂各一分，贝母三分[10]（熬之），鸡子白（熬令黄黑）三分。捣筛，岁旦服方寸匕。若岁中多病，可月月朔望[11]服之，有病即愈。病人服者，当可大效。

虎头杀鬼[12]方：朱砂、雄黄、雌黄各一两半、鬼臼、皂荚、芜荑

· 32 ·

各一两。捣筛,以蜡蜜和如弹丸,绛囊贮,系臂,男左女右。家中悬屋四角。月朔望夜半,中庭烧一丸[13]。一方有菖蒲、藜芦,无鬼臼、皂荚,作散带之。

赵泉黄膏方:大黄、附子、细辛、干姜、椒、桂各一两,巴豆八十枚(去心、皮)。捣细,苦酒渍之宿[14]。腊月猪膏二斤,煎三上三下,绞去滓,蜜器贮之,初觉勃色便热[15],如梧子大一丸,不差,又服。亦可火炙以摩身体数百遍,佳。并治贼风走游皮肤,并良。可预合之,便服即愈也。

单行方术[16]:西南社中柏东南枝,取暴[17]干,末,服方寸匕,立差。

又方:正月上寅日,捣女青屑,三角绛囊贮,系户上帐前,大吉。

又方:马蹄木[18](捣屑)二两,绛囊带之,男左女右。

又方:正月朔旦及七月,吞麻子、小豆各二七枚。又,各二七枚投井中。

又方:冬至日,取雄赤鸡作腊,至立春煮食尽,勿分他人。二月一日[19],取东行桑根(大如指),悬门户上,又人人带之。

又方:埋鹊于圊前。

断温病令不相染。着断发[20]仍使长七寸,盗著病人卧席下。

又方:以绳度所住户中壁,屈绳结之。

又方:密以艾灸病人床四角,各一壮,不得令知之,佳也。

又方:取小豆,新布囊贮之,置井中三日出,举家男服十枚,女服二十枚。

又方:鲍鱼头,烧三指撮,小豆七枚,合末服之,女用豆二七枚。

又方:熬豉杂土[21]酒渍,常将服之。

又方:以鲫鱼密致卧下,勿令知之。

又方:柏子仁,细辛,糵[22]米,干姜三分,附子一分。末,酒服方寸匕,日服三,服十日。

又方:用麦蘖,服糵米、干姜(又云麻子仁),可作三种服之。

附方

《外台秘要》辟瘟方:取上等朱砂一两,细研,白蜜和丸,如麻子大，常以太岁日平旦，一家大小，勿食诸物，面向东立，各吞三七丸，永无疾疫。

> **注释**
>
> [1] 辟瘟疫药干散：《外台秘要》卷四《辟温方》作"《古今录验》许季山所撰干敷散"，附注云："《肘后》作'敷干'，《抱朴子》作'敷于'。"
>
> [2] 正（zhēng）旦：农历正月初一。
>
> [3] 白散：本方又见《治百病备急丸散膏诸要方》，诸本同；《医心方》卷十四《避伤寒方》亦作"白散"；四库本本处作"散白"，"白"字属下作"白术"。
>
> [4] 邑邑：当作"色色"，疼痛貌。
>
> [5] 内：同"纳"。
>
> [6] 欲勃：浓郁而盛。
>
> [7] 盖：四库本、《医心方》卷十四《避伤寒方》并作"钱"。
>
> [8] 太乙流金：《外台秘要》卷四《辟温方》作"太乙流金散"。
>
> [9] 月旦：指农历每月初一。按，"月"上《备急千金要方》卷九《辟温》、《外台秘要》卷四《辟温方》并有"若逢大疫之年以"七字，《千金翼方》卷十《阴易病已后劳复》作"若逢大疫之年，以朔旦平明时"。
>
> [10] 贝母三分：据《治百病备急丸散膏诸要方》同方，"贝母三分"下当有"杏仁二分"四字。
>
> [11] 朔望：朔日和望日。分别是农历每月的初一和十五。
>
> [12] 虎头杀鬼：《外台秘要》卷四《辟温方》引《千金》作"虎头杀鬼丸"。
>
> [13] 丸：《外台秘要》卷四《辟温方》后有"忌生物血"四字。
>
> [14] 宿：《外台秘要》卷一《杂疗伤寒汤散丸方》作"一宿"。
>
> [15] 初觉勃色便热：《外台秘要》卷一《杂疗伤寒汤散丸方》、《备急千金要方》卷九《伤寒膏》并作"伤寒赤色发热"，可从。勃色，亦作"赦色"，恶寒貌。又，二书此下并有"酒服"二字。
>
> [16] 单行方术：《肘后方》卷八第七十二同方无"术"字。
>
> [17] 暴：同"曝"，曝晒。
>
> [18] 马蹄木：《证类本草·马蹄》无"木"字。

[19] 二月一日：《外台秘要》卷四《辟温方》作"正旦"。《备急千金要方》卷九《辟温》作"正月旦"。
[20] 断发：《医心方》卷第十四《避伤寒病方》作"断汲水绠"。
[21] 杂土：蓝川慎谓当作"杂术"。按，第七十二篇同方作"新米"二字。
[22] 穄（jì）：穄子，不黏的黍类，又名"糜（méi）子"。

治寒热诸疟方

治疟病方：鼠妇、豆豉二七枚[1]，合捣令相和。未发时服二丸，欲发时服一丸。

又方：青蒿一握，以水二升渍，绞取汁，尽服之。

又方：用独父蒜[2]于白炭上烧之，末，服方寸匕。

又方：五月五日，蒜一片（去皮，中破之，刀割），令容巴豆一枚（去心、皮，内蒜中，令合）。以竹挟，以火炙之，取可热，捣为三丸。未发前服一丸。不止，复与一丸。

又方：取蜘蛛一枚芦管中，密塞管中[3]，以绾[4]颈，过发时乃解去也。

又方：多煮豉汤，饮数升，令得大吐，便差。

又方：取蜘蛛一枚，着饰[5]中，合丸吞之。

又方：临发时，捣大附子，下筛，以苦酒和之，涂背上。

又方：鼠妇虫子四枚各一，以饴糖裹之丸，服便断，即差。

又方：常山（捣，下筛成末）三两，真丹一两（白蜜和）。捣百杵，丸如梧子。先发服三丸，中服三丸，临卧服三丸，无不断者。常用，效。

又方：大开口，度上下唇，以绳度心头，灸此度下头百壮，又灸脊中央五十壮，过发时，灸二十壮。

又方：皂荚三两（去皮，炙），巴豆二两（去心、皮）。捣，丸如大豆大。一服一枚。

又方：巴豆一枚（去心、皮），射罔如巴豆大，枣一枚（去皮）。合捣成丸。先发各服一丸，如梧子大也。

又方：常山、知母、甘草、麻黄等分。捣，蜜和丸如大豆，服三丸，比[6]发时令过毕。

又方：常山三两，甘草半两。水、酒各半升，合煮取半升，先发时一服，比发令三服尽。

又方：常山三两（锉），以酒三升，渍二三日，平旦作三合服。欲呕之，临发又服二合，便断。旧酒亦佳，急亦可煮。

又方：常山三两，秫米三百粒。以水六升，煮取三升，分之服，至发时令尽。

又方：若发作无常，心下烦热。取常山二两，甘草一两半，合[7]以水六升，煮取二升，分再服，当快吐，仍断，勿饮食。

老疟久不断者：常山三两，鳖甲一两（炙），升麻一两，附子一两，乌贼骨一两。以酒六升，渍之，小令近火，一宿成，服一合，比发可数作。

又方：藜芦、皂荚各一两（炙），巴豆二十五枚。并捣，熬令黄，依法捣，蜜丸如小豆。空心服一丸，未发时一丸，临发时又一丸，勿饮食。

又方：牛膝茎叶一把（切），以酒三升服，令微有酒气，不即断，更作，不过三服而止。

又方：末龙骨方寸匕，先发一时，以酒一升半，煮三沸，及热尽服，温覆取汗，便即效。

又方：常山三两，甘草半两，知母一两。捣，蜜丸，至先发时，服如梧子大十丸，次服减七丸八丸，后五六丸，即差。

又方：先发二时，以炭火床下[8]，令脊脚极暖被覆，过时乃止。此治先寒后热者。

又方：先炙鳖甲（捣末）方寸匕，至时令三服尽，用火炙，无不断。

又方：常山三两，捣筛，鸡子白和之丸，空腹三十丸，去发食久三十丸，发时三十丸，或吐或否也，从服药至过发时，勿饮食。

治温疟不下食：知母、鳖甲（炙）、常山各二两，地骨皮三两（切），竹叶一升（切），石膏四两。以水七升，煮二升五合，分温三服。忌蒜、热面、猪、鱼。

治瘴疟：常山、黄连、豉（熬）各三两，附子二两（炮）。捣筛，蜜丸。空腹服四丸，欲发三丸，饮下之，服药后至过发时，勿吃食。

若兼诸痢者：黄连、犀角各三两，牡蛎、香豉各二两（并熬），龙骨四两。捣筛，蜜丸，服四十丸，日再服，饮下。

无时节发者：常山二两，甘草一两半，豉五合（绵裹）。以水六升，煮取三升。再服，快吐。

无问年月，可治三十年者：常山、黄连各三两。酒一斗，宿渍之，晓以瓦釜煮取六升，一服八合，比发时令得三服，热当吐，冷当利，服之无不差者，半料合服得。

劳疟积久，众治不差者：生长大牛膝一大虎口，以水六升，煮取二升，空腹一服，欲发一服。

禳[9]一切疟：是日抱雄鸡，一时令作大声，无不差。

治一切疟，乌梅丸方：甘草二两，乌梅肉（熬）、人参、桂心、肉苁蓉、知母、牡丹各二两，常山、升麻、桃仁（去皮、尖，熬）、乌豆皮（熬膜取皮[10]）各三两，桃仁研，欲丸入之。捣筛，蜜丸，苏屠臼捣一万杵。发日，五更酒下三十丸，平旦四十丸，欲发四十丸，不发日空腹四十丸，晚三十丸，无不差。徐服后十余日，吃肥肉发之也。

乞[11]见疟：白驴蹄二分（熬），大黄四分，绿豆三分（末），砒霜二分，光明砂半分，雄黄一分。捣，蜜丸如梧子。发日平旦冷水服二丸。七日内忌油。

附方

《外台秘要》治疟不瘥：干姜、高良姜等分，为末，每服一钱，水一中盏，煎至七分服。

《圣惠方》治久患劳疟、瘴等方：用鳖甲三两，涂酥，炙令黄，去裙为末。临发时，温酒调下二钱匕。

治疟：用桃仁一百个（去皮、尖），于乳钵中细研成膏，不得犯生水，候成膏，入黄丹三钱，丸如梧子大，每服三丸，当发日，面北，用温酒吞下。如不饮酒，井花水亦得。五月五日午时合，忌鸡、犬、妇人见。

又方：用小蒜，不拘多少，研极烂，和黄丹少许，以聚为度，丸如鸡头大，候干。每服一丸，新汲水下，面东服，至妙。

注释

[1] 二七枚：当作"各二七枚"。
[2] 独父蒜：常例当作"独头蒜"或"独子蒜"，即不分瓣的蒜。"独父蒜"得名不详。
[3] 管中：二字似衍。
[4] 绾（wǎn）：盘绕，系结。
[5] 饰：同"饭"。
[6] 比：及，等到。
[7] 合：按，本方似与下文"无时节发者"一条重，彼条此处作"豉五合"，义长。
[8] 床下：似当作"置床下"。
[9] 穰（ráng）：去除。
[10] 膜取皮：似当作"摩取皮"。
[11] 乞：为"乞"的俗字，此似当作"凡"。

治卒发癫狂病方

治卒癫疾方：灸阴茎上宛宛中三壮，得小便通，则愈。

又方：灸阴茎上三壮，囊下缝二七壮。

又方：灸两乳头三壮，又灸足大指本聚[1]毛中七壮，灸足小指本节七壮。

又方：取葶苈一升，捣三千杵，取白犬倒悬之，以杖犬，令血出，承取以和葶苈末，服如麻子大一丸，三服取差。

又方：莨菪子三升，酒五升，渍之，出，曝干，渍尽酒止，捣服一钱匕，日三。勿多，益狂。

又，《小品》癫狂莨菪散：莨菪子三升，末之，酒一升，渍多日，出，捣之，以向汁和绞去滓，汤上煎，令可丸，服如小豆三丸，日三。口面当觉急，头中有虫行者，额及手足应有赤色处，如此必是差候。若未见，服取尽矣。

又方：末房葵[2]，温酒服一刀圭至二三，身润[3]又小不仁为候。

又方：自缢死者绳，烧三指撮，服之。

凡癫疾，发则仆地，吐涎沫，无知，彊掠[4]起如狂，反遗粪者，难治。

治卒发狂方：烧虾蟇[5]，捣末，服方寸匕，日三服之，酒服。

又方：卧其人着地，以冷水淋其面，为终日淋之。

治卒狂言乱语方：针其足大拇指爪甲下人少许，即止。

附方

《斗门方》治癫痫：用艾于阴囊下谷道正门当中间，随年数灸之。

《千金方》治风癫百病：麻人四升，水六升，猛火煮，令牙生[6]，去滓，煎取七合，旦空心服，或发或不发，或多言语，勿恠[7]之。但人摩手足须定，凡进三剂愈。

又方：治狂邪发无时，披头大叫[8]，欲杀人，不避水火。苦参，以蜜丸如梧子大，每服十丸，薄荷汤下。

《外台秘要》治风痫，引胁牵痛，发作则吐，耳如蝉鸣：天门冬（去心、皮），曝干，捣筛，酒服方寸匕。若人久服，亦能长生。

《广利方》治心热风痫：烂龙角，浓研汁，食上服二合，日再服。

《经验后方》治大人小儿久患风痫，缠喉暇嗽[9]，遍身风瘾[10]，急中涎潮。

等此[11]药不大吐逆，只出涎水，小儿服一字[12]。瓜蒂不限多少，细碾为末。壮年一字，十五已下、老怯半字。早晨井花水下。一食顷，含沙糖[13]一块，良久涎如水出。年深涎尽，有一块如涎布水上，如鉴矣。涎尽，食粥一两日。如吐多困甚，即咽麝香汤一盏，即止矣。麝细研，温水调下。昔天平尚书觉昏眩，即服之，取涎有效。

《明皇杂录》云："开元中有名医纪朋者，观人颜色谈笑，知病深浅，不待诊脉。帝闻之，召于掖庭中，看一宫人，每日昃[14]则笑歌啼号，若狂疾，而足不能履地。朋视之曰：此必因食饱而大促力，顿仆[15]于地而然。乃饮以云母汤，令熟寐，觉而失所苦。问之乃言：因太华公主载诞，宫中大陈歌吹，某乃主讴，惧其声不能清且长，吃独蹄羹，饱而当筵歌大曲，曲罢觉胸中甚热，戏于砌台上高而坠下，久而方惺[16]，病狂，足不能及地。"

注释

[1] 藂：同"丛"。

[2] 房葵：常例作"防葵"。

[3] 润：蓝川慎谓"润"通"眴"，可参。

[4] 彊掠：《诸病源候论》卷二《五癫病候》作"彊惊（jìng）"，当从。彊，同"强"。惊，《说文》："彊也。"

[5] 蟇：同蟆。

[6] 牙生：指煮烂开裂。

[7] 恠："怪"的俗字。

[8] 呌："叫"的俗字。

[9] 哕嗽：亦作"呷嗽"。《诸病源候论》卷十四《呷嗽候》："呷嗽者，犹是咳嗽也。其胸膈痰饮多者，嗽则气动于痰，上搏喉咽之间，痰气相击，随嗽动息，呼呷有声，谓之呷嗽。"

[10] 风瘑：即"风疹"，亦称"风癗"。因感受风邪皮肤上突起的瘙痒斑疹。

[11] 等此：四库本作"此等"；《普济方》卷一百《痈》两引此方，一方无"等"字，一方连行写，"等"字当属上；六醴斋本"等"作"盖"。

[12] 一字：古人以铜钱抄取散药，钱面抄满药不滑脱为一钱匕，取其四分之一为一字。

[13] 沙糖：即砂糖。《本草纲目·沙糖》〔集解〕引吴瑞曰："稀者为蔗糖，干者为沙糖。"

[14] 日昃：谓太阳偏西，即午后时。

[15] 顿仆：跌倒。

[16] 惺：清醒。六醴斋本作"醒"，《证类本草·云母》作"苏"。

治卒得惊邪恍惚方

治人心下虚悸方：麻黄、半夏等分。捣，蜜丸，服如大豆三丸，日三，稍增之。半夏，汤洗去滑，干。

若惊忧怖迫逐[1]，或惊恐失财，或激愤惆怅，致志气错越，心行违僻不得安定者：龙骨、远志、茯神、防风、牡蛎各二两，甘草七两，大枣七枚。以水八升，煮取二升，分再服，日日作之，取差。

又方：茯苓、干地黄各四两，人参、桂各三两，甘草二两，麦门冬一升（去心），半夏六两（洗滑），生姜一斤。以水一斗，又杀乌鸡，取血及肝心，煮三升[2]，分四服，日三夜一。其间少食无爽，作三剂，差。

又方：白雄鸡一头（治如食[3]），真珠四两（切[4]），薤白四两。以水三升，煮取二升，宿勿食，旦悉食鸡等及饮汁尽。

又有镇心、定志诸丸，在大方中。

治女人独言独笑，悲思恍惚者：雄黄一两，人参一两，防风一两，五味子一升。捣筛。清旦以井水服方寸匕，三服差。

附方

《张仲景》主心下悸，半夏麻黄丸。二物等分，末，蜜丸如小豆，每服三丸，日三。

《简要济众方》每心脏不安，惊悸善忘，上膈风热，化痰：白石英一两，朱砂一两，同研为散，每服半钱。食后夜卧，金银汤调下。

心中客热，膀胱间连胁下气妨，常旦[5]忧愁不乐，兼心忪者：取莎草根二大斤，切，熬令香，以生绢袋贮之，于三大斗无灰清酒中浸之，春三月浸一日即堪服，冬十月后，即七日，近暖处乃佳。每空腹服一盏，日夜三四服之，常令酒气相续，以知[6]为度。若不饮酒，即取莎草根十两，加桂心五两，芜荑三两，和捣为散，以蜜和为丸，捣一千杵，丸如梧子大。每空腹以酒及姜蜜汤饮汁等下二十丸，日再服，渐加至三十丸，以差为度。

注释

[1] 逐：四库本同；《普济方》卷十八《怔忡惊悸》引作"遂"，属下，于文较顺，当从。
[2] 煮三升：似当作"炙取三升"。
[3] 治如食：四库本作"治如食法"，义胜。治，宰杀清洗。
[4] 切：此字疑衍。
[5] 常旦：《普济方》卷十六《心宵》作"籽口"。
[6] 知：病愈或好转。

治中风诸急方

治卒中急风，闷乱欲死方：灸两足大指下横文中，随年壮。又别有续命汤。

若毒急不得行者：内筋急者，灸内踝；外筋急者，灸外踝上。二十壮。

若[1]有肿痹虚者：取白蔹二分，附子一分，捣，服半刀圭，每日可三服。

若眼上睛垂[2]者：灸目两眦后，三壮。

若不识人者：灸季胁头各七壮。此胁小肋屈头也。

不能语者：灸第二椎[3]或第五椎上，五十壮（又别有不得语方，在后篇中矣）。

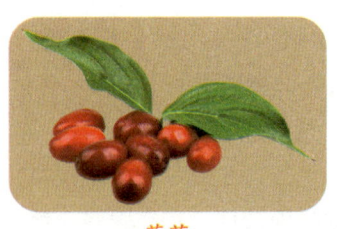

茱萸

又方：豉、茱萸各一升，水五升，煮取二升，稍稍服。

若眼反口噤，腹中切痛者：灸阴囊下第一横理，十四壮。又别有服膏之方。

若狂走，欲斫刺人，或欲自杀，骂詈不息：灸两口吻头赤肉际，各一壮。又灸两肘屈中，五壮。又灸背胛中间，三壮，三日报灸[4]三。仓公秘法，又应灸阴囊下缝，三十壮。又别有狂邪方。

若发狂者：取车毂[5]中脂如鸡子，热温淳苦酒，以投脂，甚搅令消，服之令尽。

若心烦恍惚，腹中痛满，或时绝而复苏者：取釜下土五升，捣筛，以冷水八升和之，取汁尽服之。口已噤者，强开，以竹筒灌之，使得下，入便愈，甚妙。

若头身无不痛，颠倒烦满欲死者：取头垢如大豆大，服之。并囊贮大豆，蒸熟，逐痛处熨之，作两囊，更番为佳。若无豆，亦可蒸鼠壤土，熨。

若但腹中切痛者：取盐半斤，熬令[6]尽，着口中。饮热汤二升，得便吐，愈。

又方：附子六分，生姜三两（切）。以水二升，煮取一升，分为再服。

若手足不随，方：取青布烧作烟，就小口器中熏痛处。

又方：豉三升，水九升，煮取三升，分三服。又，取豉一升，微熬，囊贮，渍三升酒中，三宿，温服，微令醉为佳。

若身中有掣痛，不仁不随处者：取干艾叶一纠[7]许，丸之，内瓦甑下，塞余孔[8]，唯留一目[9]。以痛处着甑目下[10]，烧艾以熏之，一时间愈矣。

又方：取朽木[11]削之，以水煮令浓，热灼灼尔，以渍痛处，效。

若口噤不开者：取大豆五升，熬令黄黑，以酒五升，渍取汁。以物强发口而灌之，毕，取汗。

又方：独活四两，桂二两。以酒水二升，煮取一升半，分为三服，开口与之，温卧，火炙，令取汗。

若身直不得屈伸反复者：取槐皮（黄白者）切之，以酒共水六升，煮取二升，去滓，适寒温，稍稍服之。

又方：刮枳树皮，取一升，以酒一升，渍一宿，服五合至一升，酒尽更作，差。

若口喝僻者：衔奏[12]灸口吻口横文间，觉火热便去艾，即愈。勿尽艾，尽艾则太过。若口左僻，灸右吻；右僻，灸左吻。又，灸手中指节上一丸，喝右灸左也。又有灸口喝法，在此后也。

又方：取空青末，着口中，入咽即愈。姚同。

又方：取蜘蛛子摩其偏急颊车[13]上，候视正则止。亦可向火摩之。

又方：牡蛎、矾石、附子、灶中黄土分等。捣末，以三岁雄鸡冠血和敷，急上，持水着边，视欲还正，便急洗去药。不着更涂上，便愈。

又方：鳖甲、乌头[14]涂之，欲正，即揭去之。

若四肢逆冷，吐清汁，宛转[15]啼呼者：取桂一两，㕮咀，以水三升，煮取二升，去滓，适寒温，尽服。

若关节痛疼：蒲黄八两，附子一两（炮），合末之，服一钱匕，日三，稍增至方寸匕。

若骨节疼烦，不得屈伸，近之则痛，短气得汗[16]出，或欲肿者：附子二两，桂四两，术三两，甘草二两。水六升，煮取三升，分三服，

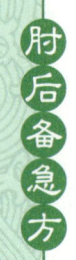

汗出愈也。

若中暴风，白汗[17]出如水者：石膏、甘草各等分。捣，酒服方寸匕。日移一丈，辄一服也。

若中缓风，四支不收者：豉三升，水九升，煮取三升，分为三服，日二作之。亦可酒渍煮饮之。

若卒中风瘫，身体不自收，不能语，迷昧[18]不知人者：陈元狸骨膏至要，在备急药方中。

附方（头风头痛附）

《经验方》治急中风，目瞑牙噤，无门下药者，用此末子，以中指点末，揩齿三二十，揩大牙左右，其口自开，始得下药，名开关散[19]：天南星（捣为末）、白龙脑二件各等分，研，自五月五日午时合。患者只一字至半钱。

《简要济众》治中风口噤不开，涎潮吐方：用皂角一挺[20]，去皮，涂猪脂，炙令黄色，为末。每服一钱匕，非时[21]温酒服。如气实脉大，调二钱匕；如牙关不开，用白梅揩齿，口开即灌药，以吐出风涎，差。

治中风不省人事，牙关紧急者：藜芦一两（去芦头，浓煎），防风（汤浴过，焙干，碎切，炒微褐色）。捣为末。每服半钱，温水调下，以吐出风涎为效。如人行二里，未吐，再服。

又，治胆风毒气，虚实不调，昏沉睡多。酸枣仁一两（生用），金挺蜡茶二两（以生姜汁涂炙，令微焦）。捣罗为散。每服二钱，水七分，煎六分，无时温服。

《孙尚药》治卒中风，昏昏若醉，形体惛闷，四肢不收，或倒或不倒，或口角㖞斜，微有涎出，斯须不治，便为大病，故伤人也。此证风涎潮于上膈，痹气不通，宜用急救稀涎散：猪牙皂角四挺（须是肥实不虫蛀[22]，削去黑皮），晋矾一两（光明通莹者），二味同捣罗为细末，再研为散。如有患者，可服半钱，重者三字匕，温水调灌下。不大呕吐，只是微微涎稀令出，或一升二升，当时惺惺[23]，次缓而调治。不可便大段[24]治，恐过伤人命。累经效，不能尽述。

《梅师方》疗瘫缓[25]风，手足軃曳[26]，口眼㖞斜，语言謇涩，履步不正，神验乌龙丹：川乌头（去皮、脐）、五灵脂各五两。右为末，入龙脑、麝香，研令细匀，滴水丸如弹子大。每服一丸，先以生姜汁研化，次暖酒调服之，一日两服，空心晚食前服。治一人，只三十丸，服得五七丸，便觉抬得手，移得步，十丸可以自梳头。

《圣惠方》治一切风疾，若能久服，轻身明目，黑髭驻颜：用南烛树，春夏取枝叶，秋冬取根皮，拣择，细锉五升，水五斗，慢火煎取二斗，去滓，别于净锅中，慢火煎如稀饧[27]，以瓷瓶贮，温酒下一匙，日三服。

又方：治风立有奇效。用木天蓼一斤，去皮，细锉，以生绢袋贮，好酒二斗浸之，春夏一七日，秋冬二七日后开。每空心、日午、初夜合温饮一盏，老幼临时加减。若长服，日只每朝一盏。

又方：治中风口㖞。巴豆七枚，去皮烂研。㖞左涂右手心，㖞右涂左手心。仍以煖水一盏，安向手心，须臾即便正，洗去药，并频抽掣中指。

又方：治风头旋。用蝉壳二两，微炒为末，非时温酒下一钱匕。

《千金方》治中风，面目相引偏僻，牙车急，舌不可转：桂心，以酒煮取汁，故布蘸搨[28]病上，正即正[29]。左㖞搨右，右㖞搨左，常用大效。

又方：治三年中风不较[30]者：松叶一斤（细切之），以酒一斗，煮取三升，顿服，取汗出，立差。

又方：主卒中风，头面肿。杵杏仁如膏，傅之。

又方：治头面风，眼眴鼻塞，眼暗冷泪。杏仁三升，为末，水煮四五沸。洗头冷汗尽，三度差。

《外台秘要》治卒中风口㖞：皂角五两（去皮），为末，三年大醋和，右㖞涂左，左㖞涂右，干及[31]傅之，差。

又，治偏风及一切风。桑枝（锉）一大升，用今年新嫩枝，以水一大斗，煎取二大升，夏用井中沉，恐酢坏。每日服一盏，空心服，尽又煎服，终身不患偏风。若预防风，能服一大升，佳。

又，主风，身体如虫行。盐一斗，水一石，煎减半，澄清，温洗三五度。治一切风。

《千金翼方》治热风汗出心闷：水和云母服之。不过，再服，立差。

《箧中方》治风头及脑掣痛不可禁者，摩膏主之：取牛蒡茎叶，捣取浓汁二升，合无灰酒一升，盐花一匙头，煻火煎令稠成膏，以摩痛处，风毒散自止。亦主时行头痛。摩时须极力，令作热，乃速效。冬月无叶，用根代之亦可。

《经验后方》治中风及壅滞：以旋覆花（洗尘令净），捣末，炼蜜丸，如梧子大。夜卧，以茶汤下五丸至七丸十丸。

又方：解风热，疏积热、风壅，消食化气、导血、大解壅滞。大黄四两，牵牛子四两（半生半熟），为末，炼蜜为丸，如梧子大。每服茶下一十丸。如要微动，吃十五丸。冬月宜服，并不搜搅[32]人。

《集验方》治风热心躁，口干狂言，浑身壮热及中诸毒，龙脑甘露丸：寒水石半斤，烧半日，净地坑内，盆合四面，湿土壅起，候经宿取出，入甘草（末）、天竺黄各二两，龙脑二分，糯米膏丸，弹子大，蜜水磨下。

《食医心镜》主风挛拘急偏枯，血气不通利。鴈[33]肪四两，炼，滤过。每日空心暖酒一盃[34]，肪一匙头，饮之。

《同经》曰：治历节诸风，骨节疼痛，昼夜不可忍者：没药半两（研），温酒调二钱，日三服，大佳。

《外台秘要》方疗历节诸风，百节酸痛不可忍：松脂三十斤，炼五十遍，不能五十遍，亦可二十遍。用以炼酥三升，温和松脂三升，熟搅令极稠，且空腹以酒服方寸匕，日三。数食面粥为佳，慎血腥、生冷、酢物、果子一百日，差。

又方：松节酒。主历节风，四肢疼痛如解落。松节二十斤，酒五斗，渍二七日。服一合，日五六服。

《斗门方》治白虎风所患不以[35]，积年久治无效，痛不可忍者：用脑麝[36]、枫柳皮不限多少，细锉焙干，浸酒，常服，以醉为度，即差。今之寄生枫树上者，方堪用，其叶亦可制砒霜粉，尤妙矣。

《经验后方》治白虎风，走注疼痛，两膝热肿：黑附子（炮裂，去皮、脐）一两，为末，每服温酒调下二钱匕，日再服。

《外台秘要》治疬疡风及三年：酢磨乌贼鱼骨。先布磨，肉赤即傅之。

又，治疬疡风。酢磨硫黄傅之，止。

《圣惠方》治疬疡风：用羊蹄菜根于生铁上，以好醋磨，旋旋刮取，涂于患上。未差，更入硫黄少许，同磨，涂之。

《集验方》治颈项及面上白驳[37]，浸淫渐长，有似癣，但无疮，可治。鳗鲡鱼脂傅之。先拭剥[38]上，刮使燥痛，后以鱼脂傅之，一度便愈，甚者不过三度。

《圣惠方》治白驳：用蛇蜕，烧末，醋调，傅上，佳。

又方：治中风烦热，皮肤瘙痒。用醍醐[39]四两，每服酒调下半匙。

《集验方》治风气客于皮肤，瘙痒不已：蜂房（炙过）、蝉蜕等分，为末，酒调一钱匕，日三二服。

又方：蝉蜕、薄荷[40]等分，为末，酒调一钱匕，日三服。

《北梦琐[41]言》云：有一朝士见梁奉御，诊之曰：风疾已深，请速归去。朝士复见鄜州马医赵鄂者，复诊之，言疾危，与梁所说同矣。曰：只有一法，请官人试吃消梨[42]，不限多少，咀龁[43]不及，绞汁而饮。到家旬日，唯吃消梨，顿爽矣。

《千金方》治头风头痛：大豆三升，炒令无声，先以贮一斗二升，瓶一只，贮九升清酒，乘豆热，即投于酒中，蜜泥封之七日，温服。

孙真人方治头风痛：以豉汤洗头，避风，即差。

《千金翼》治头风：捣葶苈子，以汤淋取汁，洗头上。

又，主头风、沐头。吴茱萸二升，水五升，煮取三升，以绵染拭发根。

《圣惠方》治头风痛。每欲天阴雨，风先发者：用桂心一两，为末，以酒调如膏，用傅顶上并额角。

陈藏器《拾遗》序云：头疼欲死。鼻内吹消石[44]末，愈。

《日华子》云：治头痛。水调决明子，贴太阳穴。

又方：决明子作枕，胜黑豆。治头风，明目也。

《外台秘要》治头疼欲裂：当归二两，酒一升，煮取六合，饮至再服。

《孙兆口诀》云：治头痛。附子（炮）、石膏（煅）等分为末，入脑麝少许，茶酒下半钱。

《斗门方》治卒头痛：白僵蚕，碾为末，去丝，以熟水[45]二钱匕，立差。

又方：治偏头疼。用京芎，细锉，酒浸服之，佳。

《博济方》治偏头疼，至灵散：雄黄、细辛等分，研令细。每用一字[46]已下，左边疼，吹入右鼻；右边疼，吹入左鼻，立效。

《经验后方》治偏头疼，绝妙：荜茇，为末，令患者口中含温水，左边疼，令左鼻吸一字；右边疼，令右鼻吸一字，效。

《集验方》治偏正头疼：谷精草一两，为末，用白面调，摊纸花子[47]上，贴疼处，干又换。

偏头疼方：用生萝卜汁一蚬壳，仰卧，注鼻。左痛注左，右痛注右，左右俱注亦得，神效。

《外台秘要》头风白屑如麸糠。方：竖截楮木，作枕，六十日一易新者。

注释

[1] 若：本条原连属上条。蓝川慎认为"若"以下当另起，据此分段。
[2] 若眼上睛垂：《备急千金要方》卷八《诸风》作"眼戴精上插"。
[3] 槌：通"椎"，脊椎骨。
[4] 报灸：重复灸。
[5] 毂（gǔ）：车轮中间插车轴的部分。
[6] 令：《证类本草·食盐》作"令水"。
[7] 纠：《医心方》卷三《治中风身体不仁方》引作"斜"，当从。
[8] 孔：《医心方》卷三《治中风身体不仁方》作"目"。
[9] 目：孔洞。此指瓮筭（隔屉）上的孔。
[10] 下：《医心方》卷三《治中风身体不仁方》引作"上"。
[11] 朽木：《医心方》卷三《治中风身体不仁方》引作"好术"。
[12] 奏：《医心方》卷三《治中风口喎方》同。该书原校认为当作"桊"。桊（juàn），亦作"棬"，穿在牛鼻上的小木棍或小铁环，可衔于口中。
[13] 颊车：下巴骨。此指下巴。
[14] 鳖甲、乌头：《医心方》卷三《治中风口喎方》作"鳖血和乌头"。
[15] 宛转：腹痛屈伸貌。
[16] 得汗：《医心方》卷三《治中风四支不屈伸方》作"自汗"。
[17] 白汗：《医心方》卷三《治中风四支不屈伸方》作"自汗"。
[18] 迷昧：昏迷糊涂。
[19] 开关散：三字原在下行行首，据文义移。
[20] 挺：量词，用于挺直物。一支皂荚为一挺。

[21] 非时：犹言"无时"，谓不限时。
[22] 蚛（zhòng）：虫蛀，虫咬过的。
[23] 惺惺：清醒。
[24] 大叚：十分。此指用重剂治疗。
[25] 瘫缓：即今之"瘫痪"。
[26] 觯（duǒ）曳：肢体困顿无力之貌。
[27] 饧：特指饴糖。
[28] 搨（tà）：同"拓"。《备急千金要方》卷八《风懿》作"拓"。
[29] 正即正：《备急千金要方》卷八《风懿》作"正则止"，四库本作"正即止"，六醴斋本作"当即正"。
[30] 较：亦作"校"，病愈。四库本作"效"。
[31] 及：当作"乃"。四库本正作"乃"。
[32] 搜搅：扰动。
[33] 鴈："雁"的俗字。
[34] 盃：同"杯"。
[35] 以：四库本作"已"。
[36] 脑麝：龙脑与麝香的合称。
[37] 白驳：白斑。
[38] 剥：借作"驳"。
[39] 醍醐：炼制酥酪时，上层提制出的油。
[40] 薄苛：即薄荷。四库本正作"薄荷"。
[41] 琐：同"璅"。
[42] 消梨：梨的一种，又称香水梨、含消梨。体大、形圆，可入药。
[43] 龁（hé）：咬，嚼。
[44] 消石：又称"火硝"，可制火药。今例作"硝石"。
[45] 熟水：四库本作"熟水下"。
[46] 一字：见前《治卒发癫狂病方》注。四库本作"一匙"，可参。
[47] 纸花子：又称"纸花"，裁切好的纸片。明代刘若愚《酌中志·内臣佩服纪略》："纸花者，即白纸裁成方叶如碗大，备写字、唾痰、擦手之用。"古代又作治疗疮、疡、癌、疽等外科疾患的医用贴纸。

治卒风瘖不得语方

治卒不得语方：以苦酒煮芥子[1]，薄[2]颈一周，以衣苞[3]，一日一夕乃解，即差。

又方：煮大豆，煎其汁令如饴，含之。亦但[4]浓煮，饮之。

又方：煮豉汁，稍服之一日，可美酒半升中搅，分为三服。

又方：用新好桂，削去皮，捣筛，三指撮，着舌下，咽之。

又方：锉谷[5]枝叶，酒煮热灰中，沫出，随多少饮之。

治卒失声，声噎不出方：橘皮五两[6]，水三升，煮取一升，去滓，顿服，倾合服之。

又方：浓煮苦竹叶，服之，差。

又方：捣襄荷根，酒和，绞饮其汁。此本在杂治中。

又方：通草、干姜、附子、茯神各一两，防风、桂、石膏各二两，麻黄一两半，白术半两，杏仁三十枚。十物，捣筛，为末，蜜丸如大豆大。一服七丸，渐增加之。凡此皆中风。又，有竹沥诸汤甚多，此用药虽少，而是将治所患，一剂不差，更应服之。

又方：针大槌[7]旁一寸五分，又刺其下，停针之。

又方：矾石、桂，末，绵裹如枣，内舌下，有唾[8]出之。

又方：烧马勒䘖[9]铁令赤，内一升苦酒中，破一鸡子，合和，饮之。

若卒中冷，声嘶哑者：甘草一两，桂二两，五味子二两，杏仁十枚，生姜八两（切）。以水七升，煮取二升，为二服，服之。

附方

《经验后方》治中风不语：独活一两（锉），酒二升，煎一升，大豆五合，炒有声，将药酒热投，盖良久。温服三合，未差，再服。

又方：治中风不语，喉中如拽锯声，口中涎沫。取藜芦一分，天南星一个，去浮皮，却脐子上陷一个坑子，内入陈醋一橡斗子，四面用火逼[10]令黄色，同一处捣，再研极细，用生蜜为丸，如赤豆大。每服三丸，温酒下。

《圣惠方》治中风，以大声咽喉不利：以襄荷根二两，研，绞取汁，酒一大盏相和，令匀，不计时候，温服半盏。

注释

[1] 苽子：《外台秘要》卷十四《风失音不语方》、《证类本草·芥子》引《肘后方》并作"芥子"。
[2] 薄：通"傅"，敷药。即今"敷"字。
[3] 苞：通"包"，包扎。
[4] 但：六醴斋本作"可"。
[5] 谷：树名，亦称构树、楮树。
[6] 两：《医心方》卷三《治声嗄不出方》作"具"。
[7] 大槌：同"大椎"。
[8] 唾：《医心方》卷三《治声嗄不出方》作"唾吐"。
[9] 噿：同"衔"，四库本正作"衔"。
[10] 逼：通"煏"，火烤干。《玉篇》："煏，火干也。"

治风毒脚弱痹满上气方

脚气[1]之病，先起岭南，稍[2]来江东，得之无渐，或微觉疼痹，或两胫小满，或行起忽弱[3]，或小腹不仁，或时冷时热，皆其候也，不即治，转上入腹，便发气，则杀人。治之多用汤、酒、摩膏，种数既多，不但一剂，今只取单效用，兼灸法：取好豉一升，三蒸三曝干，以好酒三斗渍之，三宿可饮，随人多少。欲预防，不必待时，便与酒煮豉服之，脚弱其得小愈，及更营诸方服之，并及灸之[4]。

次服独活酒方：独活五两，附子五两（生用，切）。以酒一斗，渍经三宿，服从一合始，以微痹为度。

又方：白矾石二斤，亦可用钟乳（末），附子三两，豉三升。酒三斗，渍四五日，稍饮之。若此有气，加苏子二升也。

又方：好硫黄三两（末之），牛乳五升。先煮乳水五升，仍[5]内硫黄，煎取三升。一服三合亦可。直以乳煎硫黄，不用水也。卒无牛乳，羊乳亦得。

又方法：先煎牛乳三升，令减半，以五合，辄服硫黄末一两，服毕，厚盖取汗，勿令得风，中间更一服，暮又一服。若已得汗，不复更取，但好将息,将护之。若未差愈,后数日中亦可更作。若长将,亦可煎为丸,北人服此治脚多效,但须极好硫黄耳,可预备之。

若胫已满,捏之没指者,方:取牵牛子,捣,蜜丸,如小豆大,五丸[6]。取令小便利。亦可正尔[7],吞之,其子黑色,正似梂子[8]核形,市人亦卖之。

又方:三白根,捣碎,酒饮之。

又方:酒若水煮大豆,饮其汁。又,食其汁。又食小豆亦佳。又,生研胡麻,酒和服之,差。

又方:大豆三升,水一斗,煮取九升,内清酒九升,又煎取九升,稍稍饮之,小便利,则肿歇也。

其有风引、白鸡、竹沥、独活诸汤,及八风、石斛、狗脊诸散,并别在大方中。

金芽[9]酒最为治之要,今载其方:蜀椒、茵芋、金牙、细辛、莔草、干地黄、防风、附子、地肤、蒴藋、升麻各四两,人参三两,羌活一斤,牛膝五两。十四物,切,以酒四斗,渍七日,饮二三合,稍加之。亦治口不能言、脚屈,至良。

又,有侧子酒,亦效。

若田舍贫家,此药可酿。枇葜及松节、松叶皆善。

枇葜(净洗,锉之)一斛,以水三斛,煮取九斗,以渍曲,及煮去汁[10]。取一斛,渍饭,酿之如酒法,熟即取饮,多少任意。可顿作三五斛。若用松节叶,亦依准此法,其汁不厌浓也。患脚屈,积年不能行,腰脊挛痹,及腹内紧结者,服之不过三五剂,皆平复。如无酿,水边商陆亦佳。

其灸法,孔穴亦甚多,恐人不能悉皆知处,今止疏[11]要者,必先从上始,若直灸脚,气上不泄则危矣。先灸大椎。在项上大节高起者,灸其上面一穴耳。

若气[12],可先灸百会五十壮,穴在头顶凹中也。肩井各一百壮。在两肩小近头凹处,指捏之,安令正得中穴耳。

次灸膻中五十壮。在胸前两边对乳胸厌骨解间,指按觉气翕翕尔[13]是也。一云:正胸中一穴也。

次灸巨阙。在心厌尖尖四下[14]一寸,以尺度之。凡灸以上部五穴,亦足治其气。若能灸百会、风府、胃管及五藏腧，则益佳，视病之宽急耳。诸穴出《灸经》，不可具载之。

次乃灸风市百壮。在两髀[15]外，可平倚垂手直掩髀上，当中指头大筋上，捻[16]之自觉好也。

次灸三里二百壮。以病人手横掩下[17]，并四指，名曰一夫[18]，指至膝头骨下，指中节是其穴，附胫骨外边，捻之凹凹然也。

次灸上廉，一百壮。又灸三里下一夫[19]。

次灸下廉，一百壮。又在上廉下一夫。

次灸绝骨，二百壮。在外踝上三寸余，指端取踝骨上际，屈指头四寸便是，与下廉颇相对，分间二穴也。

此下一十八穴，并是要穴，余伏兔、犊鼻穴，凡灸此壮数，不必顿毕，三日中报灸[20]合尽。

又方：孔公孽二斤，石斛五两。酒二斗，浸，服之。

附方

《斗门方》治卒风毒，肿气急痛：以柳白皮一斤，锉，以酒煮令热。帛裹熨肿上，冷再煮，易之，甚妙也。

《圣惠方》治走注风毒疼痛：用小芥子，末，和鸡子白，调傅之。

《经验后方》治风毒，骨髓疼痛：芍药二分，为末，夹绢袋[21]贮，酒三升，渍五日。每服二合，日三服。

《食医心镜》除一切风湿痹，四肢拘挛：苍耳子三两，捣末，以水一升半，煎取七合，去滓，呷之。

又，治筋脉拘挛，久风湿痹，下气，除骨中邪气，利肠胃，消水肿，久服轻身益气力。薏苡仁一升，捣，为散，每服以水二升，煮两匙末，作粥。空腹食。

又，主补虚，去风湿痹。醍醐二大两，暖酒一杯，和醍醐一匙，饮之。

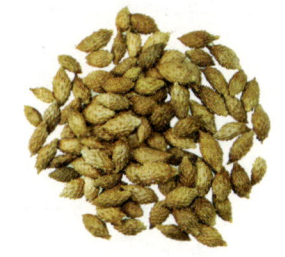

苍耳子

《经验方》治诸处皮裹面痛：何首乌，末，姜汁调成膏。痛处以帛子裹之，用火炙鞋底，熨之，妙。

孙真人方主脚气及上气：取鲫鱼（一尺长者）作脍，食一两顿，差。

《千金翼》治脚气冲心：白矾二两，以水一斗五升，煎三五沸，浸洗脚，良。

《广利方》治脚气冲烦，闷乱不识人：大豆一升，水三升，浓煮取汁，顿服半升。如未定，可更服半升，即定。

苏恭云：凡患脚气，每旦任意饱食，午后少食，日晚不食，如饥可食豉粥。若暝不消，欲致霍乱者，即以高良姜一两，打碎，以水三升，煮取一升，顿服尽，即消，待极饥，乃食一碗薄粥，其药唯极饮之，良。若卒无高良姜，母姜一两代之，以清酒一升，煮令极熟，和汁食之，虽不及高良姜，亦大效矣。

《唐本注》云：脚气，煮茬草浓汁，渍之，多差。

《简要济众》治脚气连腿肿满，久不差方：黑附子一两，去皮脐，生用，捣为散，生姜汁调如膏。涂傅肿上，药干再调涂之，肿消为度。

注释

[1] 脚气：古病证名，以腿脚软弱为主症。

[2] 稍：逐渐。

[3] 忽弱：《外台秘要》卷十九《脚气痹弱方》作"忽屈弱"。

[4] 及更……灸之：蓝川慎谓二"及"字都当作"乃"。

[5] 先煮……仍：《外台秘要》卷十九《脚气痹弱方》作"以水五升，先煮乳水至五升，乃"。

[6] 五丸：《外台秘要》卷十九《脚气痹弱方》作"每服五丸，生姜汤下"。

[7] 正尔：亦作"直尔"，径直地。

[8] 梂（qiú）子：栎（lì）树的果实。

[9] 金芽：当依下文作"金牙"。一种石类药，金黄色者良，故名。

[10] 及煮去汁：《外台秘要》卷十九《脚气痹弱方》作"又以水二斛，煮汁"。

[11] 疏：分条记述。

[12] 若气：二字义不足，疑有误。

[13] 翕翕尔：气流的样子。

[14] 尖尖四下：蓝川慎所据底本（版本未详）作"突尖正下"。

［15］髀：大腿。
［16］捻：古同"捏"。
［17］下：当作"膝下"。
［18］一夫：针灸中量取长度的方法，平展手四指（除大拇指），中节横宽为一夫，亦即同身寸三寸。
［19］又灸……夫：《备急千金要方》卷七第一类似条作"在三里下一夫"。据此，"又"当作"又云"，或"灸"宜作"在"。
［20］报灸：重复灸。
［21］夹绢袋：复层的绢袋。

治服散卒发动困笃方

凡服五石[1]护命、更生及钟乳寒食之散，失将和节度，皆致发动其病，无所不为。若发起仓卒，不以渐而至者，皆是散势也，宜及时救解之。

若四肢身外有诸一切痛违常者，皆即冷水洗数百遍，热有所冲，水渍布巾，随以槍[2]之。又，水渍冷石以熨之，行饮暖酒，逍遥起行。

若心腹内有诸一切疾痛违常，烦闷愊恍[3]者，急解之：取冷热[4]，取温酒饮一二升，渐渐稍进，觉小宽，更进冷食。其心痛者，最急，若肉冷，口已噤，但折齿下热酒，差。

若腹内有结坚热癖，使[5]众疾者，急下之：栀子十四枚，豉五合。水二升，煮取一升，顿服之。热甚，已发疮者，加黄芩二两。

癖食犹不消，恶食畏冷者，更下：好大黄（末）半升，芒硝半升，甘草二两，半夏、黄芩、芫花各一分。捣为散，藏密器中。欲服，以水八升，先煮大枣二十枚，使烂，取四升，去枣，乃内药五方寸匕，搅和，着火上，三上三下，毕，分三服。旦一服便利者，亦可停。若不快，更一服。下后即作酒粥，食二升，次作水殠[6]进之。不可不即食，胃中空虚，得热入，便杀人矣。

得下后应长将备急：大黄、葶苈、豉各一合，杏仁、巴豆三十枚，捣，蜜丸如胡豆大，旦服二枚。利者减之，痞者加之。

解散汤方丸散酒甚多，大要在于将冷，及数自下，惟取通利，四体欲常劳动，又不可失食致饥，及馊饭臭鱼肉，兼不可热饮食、厚衣、向火、冒暑远行，亦不宜过风冷。大都每使于体粗堪任为好。若已病发，不得不强自浇[7]耳。所将药，每以解毒而冷者为宜。服散觉病去，停住，后二十日三十日便自服。常若留结不消，犹致烦热，皆是失度，则宜依法防治。此法乃多为贵乐人用，而贱苦者服之，更少发动，当以得寒劳故也。恐脱[8]在危急，故略载此数条，以备忽卒。余具大方中。

附方

《圣惠方》治乳石发动，壅热，心闷，吐血：以生刺蓟，捣，取汁，每服三合，入蜜少许，搅匀，服之。

食疗云[9]：若丹石热发。菰[10]根和鲫鱼煮作羹，食之，三两顿，即便差耳。

注释

[1]五石：五石散。以五种石药配制而成。具体处方不一。
[2]搨：当作"搚"，同"拓"。扑贴，厚敷。
[3]惛恍：犹言"恍惚"。惛，同"昏"。
[4]取冷热：三字不谐。六醴斋本无此三字，四库本无"取"字。
[5]使：《医心方》卷十九《服石发动救解法》作"便生"。
[6]水飧（sūn）：水泡饭。飧，同"飱"。《玉篇》："飱，水和饭也。"
[7]浇：以大量冷水浇淋身体以取冷。这是古人服石发热的主要后续补救手段。
[8]脱：或。
[9]食疗云：依例当作"食疗方"。六醴斋本作"食疗去"。
[10]菰：茭白。

治卒上气咳嗽方

治卒上气，鸣息便欲绝。方：捣韭绞汁，饮一升许，立愈。

又方：细切桑根白皮三升，生姜三两，吴茱萸半升。水七升，酒五升，煮三沸，去滓，尽服之，一升入口则气下。千金不传方。

又方：茱萸二升，生姜三两。以水七升，煮取二升，分为三服。

又方：麻黄四两，桂、甘草各二两，杏仁五十枚（熬之）。捣为散，温汤服方寸匕，日三。

又方：末人参，服方寸匕，日五六。

气嗽不问多少时者，服之便差。方：陈橘皮、桂心、杏仁（去尖、皮，熬）。三物，等分，捣，蜜丸。每服饭后须茶汤下二十丸。忌生葱。史侍郎传。

治卒厥逆上气，又[1]两心胁下痛满，奄奄[2]欲绝方：温汤令灼灼尔，以渍两足及两手，数易之也。

此谓奔豚病，从卒惊怖忧迫[3]得之，气下纵纵冲心胸[4]，脐间筑筑[5]，发动有时，不治杀人。诸方用药皆多，又必须杀豚，唯有一汤但可办耳：甘草二两，人参二两，桂心二两，茱萸一升，生姜一斤，半夏一升。以水一斗，煮取三升，分三服。此药宜预蓄，得病便急合之。

又方：麻黄二两，杏仁一两（熬令黄）。捣散，酒散[6]方寸匕，数服之，差。

治卒乏气，气不复报[7]肩息。方：干姜三两，㕮咀，以酒一升，渍之。每服三合，日三服。

又方：度[8]手拇指，折度心下，灸三壮，差。

又方：麻黄三两（先煎，去沫），甘草二两。以水三升，煮取一升半，分三服。差后，欲令不发者，取此二物，并熬杏仁五十枚，蜜丸服，如桐子大四五丸，日三服，差。

又方：麻黄二两，桂、甘草各一两，杏仁四十枚。以水六升，煮取二升，分三服。此三方，并各[9]小投杯汤，有气疹[10]者，亦可以药捣作散，长将服之。多冷者，加干姜三两；多痰者，加半夏三两。

治大走马及奔趁[11]喘乏，便饮冷水，因得上气发热。方：用竹叶三斤，橘皮三两。以水一斗，煮取三升，去滓，分为三服，三日一剂，良。

治大热行极，及食热饼，竟饮冷水过多，冲咽不即消，仍以发气。呼吸喘息方：

大黄、干姜、巴豆等分，末，服半钱匕，若得吐下，即愈。

若犹觉停滞在心胸，膈中不利者：瓜蒂二分，杜蘅三分，人参一分。捣筛，以汤服一钱匕，日二三服，效。

治肺痿咳嗽，吐涎沫，心中温温[12]，烟燥[13]而不渴者：生姜五两，人参二两，甘草二两，大枣十二枚。水三升，煮取一升半，分为再服。

又方：甘草二两，以水三升，煮取一升半，分再服。

又方：生天门冬（捣取汁）一斗，酒一斗，饴一升，紫苑[14]四合。铜器于汤上煎可丸，服如杏子大一丸，日可三服。

又方：甘草二两，干姜三两，枣十二枚，水三升，煮取一升半，分为再服。

卒得寒冷上气。方：干苏叶三两，陈橘皮四两，酒四升，煮取一升半，分为再服。

治卒得咳嗽。方：用釜月下土[15]一分，豉七分。捣，为丸梧子大，服十四丸。

又方：乌鸡一头（治如食法），以好酒渍之半日，出鸡，服酒。一云：苦酒一斗，煮白鸡，取三升，分三服，食鸡肉。莫与盐食则良。

又方：从大椎下第五节下、六节上空间，灸一处，随年[16]。并治上气。

又方：灸两乳下黑白肉际，各百壮，即愈。亦治上气。灸智前对乳一处，须随年壮也。

又方：兖[17]人三升，去皮，捣，着器中，蜜封头，蒸之一炊倾，出曝干，绢袋贮，以内二斗酒中六七日，可饮四五合，稍增至一升，吃之。

又方：饴糖六两，干姜六两（末之），豉二两。先以水一升，煮豉，三沸，去渣，内饴糖，消，内干姜。分为三服。

又方：以饴糖杂生姜屑，蒸三斗米下。食如弹子丸，日夜十度服。

又方：猪肾二枚（细切），干姜三两（末）。水七升，煮二升，稍稍服，覆取汗。

又方：炙乌[18]心，食之，佳。

又方：生姜汁、百部汁，和同，合煎，服二合。

又方：百部根四两，以酒一斗，渍再宿，火暖，服一升，日再服。

又方：椒二百粒（捣，末之），杏仁二百枚（熬之），枣百枚（去核）。合捣，令极熟，稍稍合如枣许大，则服之。

又方：生姜三两（捣取汁），干姜屑三两，杏仁一升（去皮，熬）。

合捣为丸。服三丸，日五六服。

又方：芫花一升，水三升，煮取一升，去渣，以枣十四枚，煎令汁尽。一日一食之，三日讫。

又方：熬捣葶苈一两，干枣三枚。水三升，先煮枣，取一升，去枣，内葶苈，煎取五合。大人分三服，小儿则分为四服。

又，华佗五嗽丸：炙皂荚、干姜、桂等分。捣，蜜丸如桐子，服三丸，日三。

又方：错[19]取松屑[20]一分，桂二分，皂荚二两（炙，皮子）。捣，蜜丸如桐子大，服十五丸，小儿五丸，日一二服。

又方：屋上白蚬壳，捣末，酒服方寸匕。

又方：末浮散石[21]服。亦蜜丸。

又方：猪胰[22]一具，薄切，以苦酒煮，食令尽，不过二服。

又方：芫花二两，水二升，煮四沸，去滓，内白糖一斤，服如枣大。勿食咸酸。亦治久咳嗽者。

治久咳嗽上气十年二十年，诸药治不差。方：猪胰三具，枣百枚，酒三升，渍数日，服三二合，加至四五合，服之不久，差。

又方：生龟一只，着坎中就溺之，令没，龟死，渍之三日出，烧末，以醇酒一升，和屑如干饭。顿服之，须臾大吐，嗽囊出，则差。小儿可服半升。

又方：生龟三（治如食法），去肠，以水五升，煮取三升，以渍曲，酿秫米四升，如常法，熟，饮二升，令尽，此则永断。

又方：蝙蝠除头[23]，烧令焦，末，饮服之。

附方

孙真人方治咳嗽：皂荚（烧，研碎）二钱匕，豉汤下之。

《十全傅[24]救方》治咳嗽：天南星一个大者（炮令裂），为末，每服一大钱，水一盏，生姜三片，煎至五分，温服，空心、日午、临卧时各一服。

《箧中方》治咳嗽含膏丸：曹州葶苈子一两（纸衬，熬令黑），知母、贝母各一两。三物，同捣筛，以枣肉半两，别销砂糖一两半，同入药中，和为丸，大如弹丸。每服以新绵裹一丸含之，徐徐咽津，甚者不过三丸。

今医亦多用。

《崔知悌》疗久嗽熏法：每旦取款冬花如鸡子许，少蜜拌花使润，内一升铁铛中，又用一瓦椀[25]钻一孔，孔内安一小竹筒，笔管亦得，其筒稍长作，椀、铛相合及撞筒处，皆面涂之，勿令漏气，铛下着炭，少时款冬烟自从筒出，则口含筒，吸取烟咽之。如胸中少闷，须举头，即将指头捻筒头，勿使漏烟气，吸烟使尽，止。凡如是五日一为之，待至六日，则饱食羊肉馎饨一顿，永差。

《胜金方》治久嗽、暴嗽、劳嗽金粟丸：叶子雌黄一两，研细，用纸筋泥固济小合子[26]一个，令干，勿令泥厚，将药入合子内，水调赤石脂，封合子口，更以泥封之，候干，坐合子于地上，上面以末[27]入窑瓦坯子弹子大，拥合子令作一尖子，上用炭十斤，簇定，顶上着火一熨斗，笼起，令火从上渐炽，候火消三分去一，看瓦坯通赤，则去火，候冷，开合子取药，当如镜面光明红色，入乳钵内细研，汤浸蒸饼心为丸，如粟米大。每服三丸五丸，甘草水服，服后睡良久，妙。

崔元亮《海上方》疗嗽单验方：取好梨（去核），捣取汁一茶椀，着椒四十粒，煎一沸，去滓，即内黑锡一大两，消讫。细细含咽，立定。

孟诜云：卒咳嗽。以梨一颗，刺作五十孔，每孔内以椒一粒，以面裹于热火灰中煨令熟，出，停冷，去椒，食之。

又方：梨一颗（去核），内酥、蜜，面裹，烧令熟，食之。

又方：取梨肉，内酥中煎，停冷，食之。

又方：捣梨汁一升，酥一两，蜜一两，地黄汁一升，缓火煎，细细含咽。凡治嗽皆须待冷，喘息定后方食，熟食之反伤矣，冷嗽更极，不可救。如此者，可作羊肉汤饼饱食之，便卧少时。

《千金方》治小儿大人咳逆上气：杏仁三升（去皮、尖），炒令黄，杵如膏，蜜一升，分为三分[28]，内杏仁，杵令得所，更内一分，杵如膏，又内一分，杵熟止。先食含之，咽汁。

《杨氏产乳》疗上气急满，坐卧不得方：鳖甲一大两，炙令黄，细捣马散，取灯心一握，水二升，煎取五合。食前服一钱匕，食后蜜水服一钱匕。

刘禹锡《传信方》：李亚治一切嗽及上气者：用干姜（须是台州至好者）、皂荚（炮，去皮、子，取肥大无孔者）、桂心（紫色辛辣者，削去皮）。三物，并别捣，下筛了[29]，各称等分，多少任意，和合后更捣筛一遍，炼白蜜和搜[30]，又捣一二十杵。每饮服三丸，丸稍加大，如梧子，不限食之先后，嗽发即服，日三五服。噤[31]食葱、油、咸、腥、热面，其效如神。刘在淮南与李同幕府，李每与人药而不出方，或讥其吝，李乃情话曰：凡人患嗽，多进冷药，若见此方，用药热燥，即不肯服，故但出药。多效。试之，信之。

《简要济众》治肺气喘嗽：马兜铃二两（只用裹面子，去却壳，酥半两，入椀内，拌和匀，慢火[32]炒干），甘草一两（炙）。二味为末，每服一钱，水一盏，煎六分。温呷，或以药末含咽津，亦得。

治痰嗽喘急不定：桔梗一两半，捣罗为散，用童子小便半升，煎取四合，去滓，温服。

杨文蔚治痰嗽，利胸膈方：栝楼（肥实大者，割开子净洗，槌破刮皮，细切，焙干），半夏四十九个（汤洗十遍，槌破，焙）。捣罗为末，用洗栝楼熟水并瓤同熬成膏，研细为丸如梧子大。生姜汤下二十丸。

《深师方》疗久咳逆上气，体肿短气胀满，昼夜倚壁不得卧，常作水鸡声者，白前汤主之：白前二两，紫苑、半夏（洗）各三两，大戟七合（切）。四物，以水一斗，渍一宿，明日煮取三升，分三服。禁食羊肉饧，大佳。

《梅师方》治久患呷[33]咳嗽，喉中作声不得眠：取白前捣为末，温酒调二钱匕服。

又方：治上气咳嗽，呷呀息气，喉中作声唾黏。以蓝实叶水浸良久，捣绞取汁一升，空腹顿服。须臾，以杏仁研取汁煮粥食之。一两日将息，依前法更服，吐痰尽，方差。

《兵部手集》治小儿大人咳逆短气，胸中吸吸[34]，咳出涕唾，嗽出臭脓涕粘：淡竹沥一合，日三五服，大人一升。

《圣惠方》治伤中，筋脉急，上气咳嗽：用枣二十枚（去核），以酥四两，微火煎，入枣肉中，滴尽酥。常含一枚，微微咽之。

《经验后方》定喘化涎：猪蹄甲四十九个，净洗控干，每个指甲内半夏、白矾各一字，入罐子内封闭，勿令烟出，火煅通赤，去火，细研，入麝香一钱匕。人有上喘咳，用糯米饮下，小儿半钱，至妙。

《灵苑方》治咳嗽上气、喘急、嗽血、吐血：人参（好者）捣为末，每服三钱匕，鸡子清调之，五更初服便睡。去枕仰卧，只一服愈。年深者，再服。忌腥、咸、鲊、酱、面等，并勿过醉饱，将息佳。

席延赏治虚中有热，欬嗽脓血，口舌咽干，又不可服凉药：好黄耆[35]四两，甘草一两（为末），每服三钱。如茶点羹粥中，亦可服。

《杜壬方》治上焦有热，口舌咽中生疮，嗽有脓血：桔梗一两，甘草二两，为末，每服二钱，水一盏，煎六分，去滓，温服，食后细呷之。亦治肺壅。

《经验方》治咳嗽甚者，或有吐血新鲜：桑根白皮一斤，米泔浸三宿，净刮上黄皮，锉细，入糯米四两，焙干。一处捣为末。每服米饮调下一两钱。

《斗门方》治肺破出血，忽嗽血不止者：用海犀膏一大片，于火上炙令焦黄色，后以酥涂之，又炙再涂，令通透，可碾为末，用汤化三大钱匕，放冷服之，即血止。水胶是也，大验。

《食医心镜》主上气咳嗽，胸膈痞满气喘：桃仁三两（去皮、尖），以水一升，研取汁，和粳米二合，煮粥食之。

又，治一切肺病，咳嗽脓血不止。好酥五斤，熔三遍，停取凝，当出醍醐，服一合，差。

又，主积年上气咳嗽，多痰喘促，唾脓血。以萝卜子一合，研，煎汤，食上服之。

注释

[1] 又：疑当作"叉"。《外台秘要》卷十二引此方，宋本作"气又"二字，明本作"气支"二字。

[2] 奄奄：气息微弱濒死的样子。

[3] 追：《外台秘要》卷十二作"迫"，六醴斋本亦作"迫"。又，前文第十八中类似语亦作"惊忧怖迫"。

[4] 气下……心胸：《外台秘要》卷十二作"气从下上，上冲心胸"，语义较顺。

[5] 筑筑：谓气频频上冲，如筑杵捣物的样子。

[6] 散：据文义当作"服"。四库本作"下"。

[7] 气不复报：谓呼吸不相接续。

[8] 度：度量。下一"度"指度量所得之长度，名词。按，本条前

后数方《外台秘要》中紧连，蓝川慎谓当中不应插入灸法条，应系错入。

[9] 各：《外台秘要》卷十《卒上气方》作"名"。

[10] 气瘆：气病。《外台秘要》卷十《卒上气方》作"气疾"。

[11] 奔趍：奔逐。趍，同"趁"，追逐。

[12] 溫溫：四库本作"咀咀"。溫溫，通"愠愠"，心胸郁积甚则泛恶欲吐的样子。

[13] 烟燥：四库本作"咽燥"，六醴斋本作"烦燥"。按，本条出于《金匮要略》，《金匮要略》卷上《肺痿肺痈咳嗽上气病脉证并治》作"咽燥"。

[14] 紫苑：依药名常例，当作"紫菀"。

[15] 釜月下土：即锅底黑灰。亦称釜下墨、釜底墨、锅脐墨等。

[16] 随年：《外台秘要》卷十《上气方》引《肘后》作"随年壮"。指根据年龄确定艾灸数。

[17] 枖："桃"的异体字。

[18] 乌：指乌鸦。

[19] 错：同"锉"，锉磨。

[20] 松屑：当作"铅屑"。《外台秘要》卷九《卒效嗽方》作"炉中取铅屑"。

[21] 浮散石：似即浮石。

[22] 胇：同"胰"。

[23] 头：《证类本草·伏翼》作"翅足"。

[24] 傅："搏"的俗字。

[25] 椀：同"碗"。

[26] 合子：即"盒子"。

[27] 末：《证类本草·雌黄》作"未"。

[28] 分：同"份"。

[29] 了（liǎo）：结束，完成。

[30] 搜：同"溲"，用水或其他液体调和的散末药。

[31] 噤：当作"禁"。四库本正作"禁"。

[32] 慢火：即文火，小火。

[33] 嗄呷：指连续的咳嗽声。

[34] 吸吸：呼吸短促的样子。

[35] 黄耆：即黄芪。

治卒身面肿满方

治卒肿满，身面皆洪大。方：大鲤一头，醇酒[1]三升，煮之令酒干尽，乃食之。勿用醋[2]及盐、豉他物杂也，不过三两服，差[3]。

又方：灸足内踝下白肉[4]，三壮，差。

又方：大豆一斗，熟煮，漉，饮汁及食豆，不过数度，必愈。小豆尤佳。

又方：取鸡子黄白相和，涂肿处，干复涂之。

又方：杏叶[5]锉，煮令浓，及热渍之。亦可服之。

又方：车下李核中仁十枚（研令熟），粳米三合（研）。以水四升，煮作粥，令得二升，服之，三作加核也[6]。

又方：大豆一升，以水五升，煮[7]二升，去豆，内酒八升，更煮九升，分三四服。肿差后，渴，慎不可多饮。

又方：黄牛溺，顿服三升，即觉减。未消，更服之。

又方：章陆[8]根一斤，刮去皮，薄切之，煮令烂，去滓，内羊肉一斤，下葱、豉、盐如食法，随意食之。肿差后，亦宜作此。亦可常捣章陆，与米中半蒸，作饼子食之。

又方：猪肾一枚，分为七脔，甘遂一分，以粉之。火炙令熟，一日一食，至四五，当觉腹胁鸣，小便利。不尔，更进。尽熟剥去皮食之，须尽马佳，不尔，再之。勿食盐。

又方：切章陆一升，以酒三升，渍三宿，服五合至一升，日三服之。凡此满或是虚气，或是风冷气，或是水饮气，此方皆治之。

治肿入腹，苦满急，害饮食。方：大戟、乌翅末[9]各二两。捣筛，蜜和丸，丸如桐子大。旦服二丸，当下渐退，更取令消，乃止之。

又方：葶苈子七两，椒目三两，茯苓三两，吴茱萸二两。捣，蜜和丸，如桐子大。服十丸，日二服。

又方：鲤鱼一头（重五斤者，以水二斗，煮取斗半，去鱼），泽漆五两，茯苓三两，桑根白皮（切）三升，泽泻五两。又煮取四升，分四服，服之小便当利，渐消也。

又方：皂荚（剥，炙令黄，锉）三升，酒一斗渍，石器煮令沸，服一升，日三服，尽更作。

若肿偏有所起处者：以水和灰，以涂之，燥复更涂。

又方：赤豆、麻子合捣，以傅肿上。

又方：水煮巴豆，以布沾以拭之。姚云：巴豆三十枚（合皮），哎咀，水五升，煮取三升。日五拭肿上，随手即减。勿近目及阴。疗身体暴肿如吹者。

若但是[10]肿者：锉葱，煮令烂，以渍之。日三四度。

又方：菟丝子一升，酒五升，渍二三宿，服一升，日三服，差。

若肿从脚起，稍上进者，入腹则杀人。治之方：小豆一斛，煮令极烂，得四五斗汁。温以渍膝已下，日二为之，数日消尽。若已入腹者，不复渍，但煮小豆食之。莫杂吃饭及鱼、盐。又，专饮小豆汁。无小豆，大豆亦可用。如此之病，十死一生，急救之。

又方：削楠[11]或桐木，煮取汁，以渍之，并饮少许，加小豆，妙。

又方：生猪肝一具，细切，顿食之。勿与盐乃可。用苦酒，妙。

又方：煮豉汁饮，以滓傅脚。

附方

《备急方》疗身体暴肿满：榆皮捣屑，随多少，杂米作粥食，小便利。

《杨氏产乳》疗通体遍身肿，小便不利：猪苓五两，捣筛，煎水三合，调服方寸匕，加至二匕。

《食医心镜》主气喘促、浮肿、小便涩：杏仁一两（去尖、皮），熬，研，和米煮粥极熟，空心吃二合。

注释

[1] 醇酒：《外台秘要》卷二十《卒肿满方》、《医心方》卷十《治身面卒肿方》并作"醇苦酒"。下"酒"字亦作"苦酒"，苦酒即醋。但下文云"勿用醋"，疑亦误。

[2] 醋：《医心方》卷十《治身面卒肿方》作"饭"。

[3] 不过……差：《医心方》卷十《治身面卒肿方》作"不过再作便愈"，《外台秘要》卷二十《卒肿满方》作"不过再作愈"。

[4] 白肉：《外台秘要》卷二十《卒肿满方》作"白肉际"。

[5]杏叶:《外台秘要》卷二十《卒肿满方》作"香菜",即香薷。
[6]三作加核也:《外台秘要》卷二十《卒肿满方》作"日三作未消更增核"。
[7]煮:《医心方》卷十《治身面卒肿方》作"煮取"。
[8]章陆:即"商陆"。
[9]乌翅末:《医心方》卷十《治身面卒肿方》作"乌扇末"。
[10]是:《外台秘要》卷二十《水肿从脚起方》作"两足"。
[11]楠:不详。《外台秘要》卷二十《水脈从脚起方》作"楠"。

治卒大腹水病方

水病之初,先目上肿起,如老蚕色,侠[1]头[2]脉动。股里冷,胫中满,按之没指。腹内转侧有节声,此其候也,不即治,须臾身体稍肿,肚尽胀,按之随手起,则病已成,犹可为治。此皆从虚损大病或下痢后、妇人产后,饮水不即消,三焦受病[3],小便不利,乃相结渐渐生聚,遂流诸经络故也。治之方:

葶苈一升,熬,捣之于臼上,割生雄鹍鸡[4],合血共头,共捣万杵,服如梧子,五丸稍加至十丸,勿食盐,常食小豆饭,饮小豆汁,鲤鱼佳也。

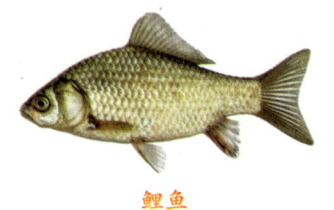

鲤鱼

又方:防己[5]、甘草、葶苈各二两。捣,苦酒和丸,如梧子大,三丸,日三服,常服之。取消平乃止。

又方:雄黄六分,麝香三分,甘遂、芫花、人参各二分。捣,蜜和丸,服如豆大,二丸加至四丸,即差。

又方:但以春酒五升,渍葶苈子二升,隔宿稍服一合,小便当利。

又方:葶苈一两,杏仁二十枚(并熬黄色)。捣,分十服,小便去,立差。

又方:《胡洽》水银丸,大治水肿,利小便。姚同。葶苈、椒目各一升,芒硝六两,水银十两,水煮水银三日三夜,乃以合捣六万杵。自相和丸,服如大豆丸,日三服,日增一丸,至十丸,更从一起。差后,食牛羊肉自补,稍稍饮之。

又方:多取柯[6]枝皮,锉,浓煮,煎令可丸,服如梧子大,三丸。须臾,又一丸,当下水,后将服三丸,日三服。此树一名木奴,南人用作船。

又方:真苏合香、水银、白粉等分,蜜丸服,如大豆二丸,日三,当下水,节饮好自养。无苏合,可阙之也。

又方:取草麻绳熟者[7]二十枚,去皮,研之,水解得三合,日一服,至日中许,当吐下,诸水汁结裹。若不尽,三日后更服三十枚,犹未尽,更复作。差后,节饮及咸物等。

又方:小豆一升,白鸡一头(治如食法)。以水三斗,煮熟食汁,饮汁,稍稍令尽。

又方:取青雄鸭,以水五升,煮取饮汁一升,稍稍饮令尽,厚覆之取汗,佳。

又方:取胡燕卵中黄,顿吞十枚。

又方:取蛤蝼[8]炙令熟,日食十个。

又方,若唯腹大动摇水声,皮肤黑,名曰水蛊。巴豆九十枚(去皮、心),杏仁六十枚(去皮、尖),并熬令黄。捣,和之。服如小豆大一枚,以水下马度。勿饮酒,佳。

又方:鬼扇,细捣绞汁,服如鸡子,即下水,更复取水蛊[9],若汤[10],研麻子汁饮之。

又方:慈弥草[11]三十斤,水三石,煮取一石,去滓,更汤上煎,令可丸,服如皂荚子三丸至五六丸,水随小便去。节饮,糜粥养之。

又方:白茅根一大把,小豆三升,水三升,煮取干,去茅根,食豆,水随小便下。

又方:鼠尾草、马鞭草各十斤,水一石,煮取五斗,去渣更煎,以粉和为丸,服如大豆大,二丸加至四五丸。禁肥肉,生冷勿食。

肿满者:白楮树白皮一握,水二升,煮取五合;白槟榔大者二枚,末之。内更煎三五沸,汤成,下少许红雪,服之。

又,将服牛溺、章陆、羊肉臛及香柔[12]煎等。在肿满条中,其十水丸,诸大方在别卷。若止皮肤水,腹内未有者,服诸发汗药,得汗便

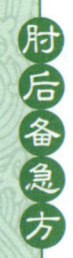

差，然慎护风寒为急。若唯腹大，下之不去，便针脐下二寸入数分，令水出孔合，须[13]腹减乃止。

附方

李绛《兵部手集方》疗水病，无问年月深浅，虽复脉恶，亦主之：大戟、当归、橘皮各一大两（切）。以水一大升，煮取七合，顿服，利水二三斗，勿怪至重，不过再服便差。禁毒食一年，水下后更服，永不作。此方出《张尚客》。

《外台秘要》治水气：章陆根白者，去皮，切，如小豆许一大盏，以水三升，煮取一升已上，烂，即取粟米一大盏，煮成粥，仍空心服。若一日两度服，即恐利多，每日服一顿即微利，不得杂食。

又，疗水病肿。鲤鱼一头（极大者），去头尾及骨，唯取肉，以水二斗，赤小豆一大升，和鱼肉煮，可取二升已上汁，生布绞，去滓，顿服尽。如不能尽，分为二服，后服温令暖。服讫当下利，利尽即差。

又方：卒患肿满，曾有人忽脚肤[14]肿，渐上至膝，足不可践地。至大水，头面遍身大肿胀满。苦瓠白瓤实，捻如大豆粒，以面裹，煮一沸。空心服七枚，至午，当出水一斗，三日水自出不止，大瘦乃差，三年内慎卜口味也。苦瓠须好者，无黡䵳[15]，细理妍净者，不尔有毒不用。

《圣惠方》治十种水不差垂死：用獖[16]肉半斤，切，粳米三合，水三升，葱、椒、姜、豉作粥，食之。

又方：治十种水病，肿满喘促，不得卧。以蝼蛄五枚，干为末，食前汤调半钱匕至一钱，小便通，效。

《食医心镜》治十种水病，不差，垂死：青头鸭一只，治如食法，细切，和米并五味，煮令极熟，作粥，空腹食之。

又方：主水气胀满、浮肿，小便涩少。白鸭一只，去毛肠，洗，馎饭[17]半升，以饭、姜、椒酿鸭腹中，缝定，如法蒸，候熟，食之。

《杨氏产乳》疗身体肿满，水气急，卧不得：郁李仁一大合，捣为末，和麦面搜作饼子与吃，入口即大便通，利气，便差。

《梅师方》治水肿，坐卧不得，头面身体悉肿：取东引花桑枝，烧灰，淋汁，煮赤小豆，空心食，令饱。饥即食尽，不得吃饭。

又方：治心下有水。白术三两，泽泻五两（锉）。以水三升，煎取一升半,分服。

《千金翼》治小便不利,膀胱水气流滞:以浮萍日干,末,服方寸匕,日一二服,良。

《经验方》河东裴氏传经效治水肿及暴肿:葶苈三两,杵六千下,令如泥,即下汉防己末四两,取绿头鸭,就药臼中截头,沥血于臼中,血尽,和鸭头更捣五千下,丸如梧桐子。患甚者,空腹白汤下十丸,稍可[18]者五丸,频服五日止。此药利小便,有效如神。

《韦宙独行方》疗水肿从脚起,入腹则杀人:用赤小豆一斗,煮令极烂,取汁四五升,温渍膝以下。若以[19]入腹,但服小豆,勿杂食,亦愈。

李绛《兵部手集方》亦着此法,云曾得效。

注释

[1] 侠:通"夹"。

[2] 头:《外台秘要》卷二十《大腹水肿方》作"颈",义长,可从。

[3] 受病:《外台秘要》作"决漏"。

[4] 鹍鸡:古代指一种形似天鹅或鹤的大鸟。

[5] 防己:道藏本作"防风"。

[6] 柯:柯树,又名"木奴"。

[7] 草麻绳熟者:语义不通,且后文云"二十枚,去皮"。《外台秘要》卷二十《水瘕方》作"草麻成熟好者",义洽,当从。草麻,即蓖麻。此指蓖麻子。

[8] 蛤蝼:《普济方》卷一百九十三作"蛤蜊",《本草纲目·蝼蛄》引作"蝼蛄"。按,蛤蝼一指河蚌,此处似应指蝼蛄。

[9] 更复取水盡:《外台秘要》卷二十《水盅方》作"更服取水尽",义长,当据改。

[10] 汤:《外台秘要》卷二十《水盅方》作"渴"。

[11] 慈弥草:道藏本同。不详为何物。

[12] 香柔:常例作"香菜",即香薷。

[13] 须:等待。

[14] 胅:当作"跌",脚。

[15] 魘黳:瓜果上的斑块。

[16] 猯(tuān):同"貒",猪獾。

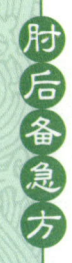

［17］馈饭：疑当作"馈（fēn）饭"。馈饭，蒸至将熟的米饭。四库本作"渍饭"。

［18］稍可：谓逐渐好转。

［19］以：通"已"，已经。

治卒心腹癥坚方

治卒暴癥，腹中有物如石，痛如刺，昼夜啼呼。不治之，百日死。方：牛膝二斤，以酒一斗，渍，以蜜封于热灰火小中，温令味出，服五合至一升，量力[1]服之。

又方：用蒴藋根亦如此，尤良。

姚云：牛膝酒，神验也。

又方：多取章陆根，捣，蒸之。以新布借腹上，药披着布上，勿腹上，冷复之，昼夜勿息。

又方：五月五日葫十斤（去皮），桂一尺二寸，灶中黄土如鸭子一枚。合捣，以苦酒和涂，以布搶病，不过三，差。

又方：取楝木（楝，直忍切[2]），烧为灰，淋取汁八升，以酿一斛米，酒成服之，从半合始，不知，稍稍增至一二升，不尽一剂皆愈。此灰入染绛，用叶中酿酒也。

凡癥坚之起，多以渐生，如有卒觉，便牢[3]大，自难治也。腹中症有结积，便害饮食，转羸瘦，治之多用陷冰、玉壶、八毒诸大药，今止取小易得者。取虎杖根，勿令影临水上者，可得石余，杵熟煮汁，可丸，以秫米五六升，炊饭内，日中涂药后可饭，取差[4]。

又方：亦可取根一升，捣千杵，酒渍之。从少起，日三服。此酒治癥，乃胜诸大药。

又方：射冈二两，椒三百粒。捣末，鸡子白和为丸，如大麻子，服一丸，渐至如大豆大，一丸至三丸为度。

又方：大猪心一枚（破头去血），捣末雄黄、麝香当门子五枚，巴豆百枚（去心、皮，生用）。心缝[5]，以好酒于小铜器中煎之。令心没，欲歇[6]随益，尽三升，当糜烂，煎令可丸，如麻子，服三丸，日三服。酒尽不糜者，出捣蜜丸之，良。又，大黄末半斤，朴硝三两，蜜一斤，合于汤上，煎。可丸如梧子，服十丸，日三服之。

治心下有物，大如杯，不得食者：葶苈二两（熬之），大黄二两，泽漆四两。捣筛，蜜丸，和捣千杵，服如梧子大，二丸，日三服，稍加。其有陷冰、赭鬼诸丸方，别在大方中。

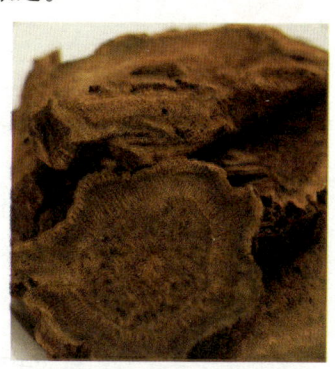
大黄

治两胁下有气结者：狼毒二两，旋覆花一两，附子二两（炮之）。捣筛，蜜和丸，服如梧子大，二丸，稍加至三丸，服之。

熨癥法：铜器受二升许，贮鱼膏[7]令深二三寸，作大火炷六七枚，燃之令膏暖，重纸覆癥上，以器熨之，昼夜勿息，膏尽更益也。

又方：茱萸三升，碎之，以酒和煮，令熟布帛物裹以熨癥上，冷更均番用之，癥当移去，复逐熨，须臾消止。亦可用好[8]□□□□[9]茱萸（末），以鸡子白和射罔服之[10]。

又方：灶中黄土一升，先捣葫熟，内上复捣，以苦酒浇令浥浥[11]，先以涂布一面，仍搚病上，以涂布上，干复易之，取令消止，差。

治妇人脐下结物，大如杯升，月经不通，发作往来，下痢羸瘦。此为气瘕，按之若牢强肉癥者，不可治。未者可治：末干漆一斤，生地黄三十斤。捣，绞取汁，火煎干漆，令可丸，食后服，如梧子大，三丸，日三服，即差。

附方

《千金方》治食鱼鲙及生肉住胸膈不化，必成癥瘕：捣马鞭草汁，饮之一升。生姜水亦得，即消。

《药性论》云：治癥癖病。鳖甲、诃梨勒皮、干姜末等分，为丸，空心下三十丸，再服。

宋明帝宫人患腰痛牵心，发则气绝，徐文伯视之曰：发瘕。以油灌之，吐物如发，引之长三尺，头已成蛇，能动摇，悬之滴尽，惟一发。

《胜金方》治膜外气及气块方：延胡索不限多少，为末，猪胰一具，切作块子，炙熟，蘸药末，食之。

> **注释**
>
> ［1］力：这里指酒力。
> ［2］橬，直忍切：这是为"橬"字用古代注音法"反切法"注音。
> ［3］牢：义同"坚"，坚硬。当是避隋文帝杨坚讳而改。
> ［4］杵熟……取差：本条语义凌乱。《外台秘要》卷十二《暴症方》作："净洗干之，捣作末，以秫米五斗炊饭，内搅之，好酒五斗渍封，药消饭浮，可饮一升半。勿食鲑、盐，症当出。"
> ［5］心缝：此处语义未足。似当有将雄黄、麝香、巴豆纳入猪心的表述。
> ［6］歇：六醴斋本作"干"。
> ［7］鱼膏：即鱼脂、鱼油。旧时常用以作灯火燃料。
> ［8］用好：六醴斋本作"再用好"。
> ［9］□□□□：原书此处有十余字空，《外台秘要》卷十二《疗癖方》作"射罔五两"四字。
> ［10］服之：《外台秘要》卷十二《疗癖方》作"涂癖上"。
> ［11］浥浥：湿润的样子。

治心腹寒冷食饮积聚结癖方

治腹中冷癖，水谷痛[1]结，心下停痰，两胁痞满，按之鸣转，逆害饮食：取大蟾蜍一枚（去皮及腹中物，支解之），芒硝（大人一升，中人七合，瘦弱人五合）。以水六升，煮取四升，一服一升。一服后，未得下，更一升，得下，则九日十日一作。

又方：茱萸八两，消石一升，生姜一斤。以酒五升，合煮，取四升，先服一服一升。不痛者，止，勿再服之。下病后，好将养之。

又方：大黄八两，葶苈四两（并熬），芒硝四两（熬令汁尽）。熟捣，蜜和丸，丸如梧子大，食后服三丸，稍增五丸。

又方：狼毒三两，附子一两，旋覆花三两。捣，蜜丸，服如梧子大，食前三丸，日三服。

又方：巴豆三十枚（去心），杏仁二十枚（并熬），桔梗六分，藜芦四分，皂荚三分（并炙之）。捣，蜜和丸，如胡豆大，未食服一丸，日二。欲下病者，服二丸，长将息，百日都好，差。

又方：贝母二两，桔梗二两，矾石一两，巴豆一两（去心、皮，生用）。捣千杵，蜜和丸，如梧子，一服二丸，病后少少减服。

又方：茯苓一两，茱萸三两。捣，蜜丸，如梧子大，服五丸，日三服。

又，治暴宿食留饮不除，腹中为患。方：大黄、茯苓、芒硝各三两，巴豆一分。捣，蜜丸，如梧子大，一服二丸，不[2]痛止。

又方：椒目二两，巴豆一两（去皮、心，熬）。捣，以枣膏，丸如麻子，服二丸，下，痛止。

又方：巴豆一枚（去心、皮，熬之），椒目十四枚，豉十六粒，合捣为丸，服二丸，当吐利，吐利不尽，更服二丸。服四神丸，下之，亦佳。

中候黑丸，治诸癖结痰癖第一良：桔梗四分，桂四分，巴豆八分（去心、皮），杏仁五分（去皮），芫花十二分。并熬，令紫色。先捣三味药成末，又捣巴豆、杏仁如膏，合和，又捣二千杵。丸如胡豆大，服一丸取利，至二三丸。儿生十日欲痫，皆与一二丸，如粟粒大。诸腹内不便，体中觉患便服，得一两行利，则好也。

硫黄丸，至热，治人之大冷，夏月温饮食，不解衣者：硫黄、矾石、干姜、茱萸、桂、乌头、附子、椒、人参、细辛、皂荚、当归，十二种分等，随人多少。捣，蜜丸，如梧子大，一服十丸至二十丸，日三服。若冷痢者，加赤石脂、龙骨，即便愈也。

露宿丸，治大寒冷积聚方：矾石、干姜、桂、桔梗、附子（炮）、皂荚各三两。捣筛，蜜丸，如梧子大，酒下十丸，加至一十五丸。

附方

《外台秘要》疗癖方：大黄十两（杵，筛），醋三升（和匀），白蜜两匙。煎堪丸，如梧桐子大，一服三十丸，生姜汤吞下。以利为度，小者减之。

《圣惠方》治伏梁气在心下，结聚不散：用桃奴二两，为末，空心温

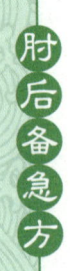

酒调二钱匕。

《简要济众》治久积冷，不下食，呕吐不止，冷在胃中：半夏五两（洗过），为末，每服二钱，白面一两，以水和搜，切作棋子[3]，水煮面熟为度。用生姜、醋调和，服之。

> **注释**
>
> [1] 瘾（yǐn）：同"饮"，痰饮。
> [2] 不：据下二条，似应为"下"。
> [3] 棋子：即棋子。棋，同"棋"。

治胸膈上痰瘾诸方

治卒头痛如破，非中冷，又非中风方：釜月下墨四分，附子三分，桂一分。捣筛，以冷水服方寸匕，当吐。一方，无桂。

又方：苦参、桂、半夏等分。捣下筛，苦酒和，以涂痛，则差。

又方：乌梅三十枚，盐三指撮。酒三升，煮取一升，去滓，顿服，当吐，愈。

此本在杂治中，其病是胸中膈上痰厥气上冲所致，名为厥头痛，吐之，即差。但单煮米作浓饮二三升许，适冷暖，饮尽二三升，须臾适吐[1]，适吐毕，又饮，如此数过。剧者，须臾吐胆乃止，不损人而即差。

治胸中多痰，头痛不欲食及饮酒，则瘀阻痰。方：常山二两，甘草一两，松萝一两，瓜蒂三七枚。酒水各一升半，煮取升半，初服七合，取吐。吐不尽，余更分二服，后可服半夏汤。

《胡洽》名粉膈汤：矾石一两，水二升，煮取一升，内蜜半合，顿服。须臾，未吐，饮少热汤。

又方：杜蘅三两，松萝三两，瓜蒂三十枚。酒一升二合，渍再宿，去滓，温服五合。一服不吐，晚更一服。

又方：瓜蒂一两，赤小豆四两。捣，末，温汤三合，和服，便安卧，欲摘[2]之不吐，更服之。

又方：先作一升汤，投水一升，名为生熟汤，及食三合盐，以此汤送之。须臾欲吐，便摘[3]出；未尽，更服二合。饮汤二升后，亦可更服汤，不复也。

又方：常山四两，甘草半两。水七升，煮取三升，内半升蜜，服一升，不吐，更服。无蜜亦可。

方中能月服一种，则无痰水之患。又，有旋覆五饮，在诸大方中。若胸中痞寒[4]短气膈[5]者：甘草二两，茯苓三两，杏仁五十枚（碎之）。水一斗三升，煮取六升，分当为五服。

又方：桂四两，术、甘草二两[6]，附子（炮）。水六升，煮取三升，分为三服。

膈中有结积，觉骇骇[7]不去者：藜芦一两（炙，末之），巴豆半两（去皮、心，熬之）。先捣巴豆如泥，入藜芦末，又捣万杵，蜜丸，如麻子大，服一丸至二三丸。

膈中之病，名曰膏肓，汤丸径过，针灸不及，所以作丸含之，令气势得相熏染。有五膈丸方：麦门冬十分（去心），甘草十分（炙），椒、远志、附子（炮）、干姜、人参、桂、细辛各六分。捣筛，以上好蜜丸如弹丸。以一丸含，稍稍咽其汁，日三丸，服之。主短气，心智满，心下坚，冷气也。

此疾有十许方，率皆相颣[8]，此丸最胜，用药虽多，不合五膈之名[9]，谓忧膈、气膈、恚膈[10]、寒膈，其病各有诊[11]，别在大方中。又有七气方，大约与此大同小别耳。

附方

《圣惠方》治痰厥头痛：以乌梅十个（取肉），盐二钱，酒一中盏，合煎至七分，去滓，非时温服，吐即佳。

又方：治冷痰饮恶心。用荜茇一两，捣为末，于食前用清粥饮调半钱服。

又方：治痰壅呕逆，心胸满闷不下食。用厚朴一两，涂生姜汁，炙令黄，为末，非时粥饮调下二钱匕。

《千金翼》论曰：治痰饮吐水，无时节者，其源以冷饮过度，遂令脾胃气羸，不能消于饮食，饮食入胃，则皆变成冷水。反吐不停者，赤

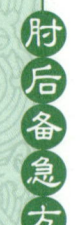

石脂散主之：赤石脂一斤，捣筛，服方寸匕，酒饮自任，稍稍加至三匕，服尽一斤，则终身不吐淡水[12]，又不下痢。补五脏，令人肥健。有人痰饮，服诸药不效，用此方遂愈。

《御药院方》真宗赐高祖相国，去痰清目，进饮食，生犀丸：川芎十两（紧小者），粟米泔浸，三日换，切片子，日干为末，作两料；每料入麝、脑各一分，生犀半两，重汤煮，蜜杵为丸，小弹子大，茶酒嚼下一丸。痰，加朱砂半两；膈壅，加牛黄一分，水飞铁粉一分；头目昏眩，加细辛一分；口眼㖞斜，炮天南星一分。

又方：治膈壅风痰。半夏（不计多少），酸浆浸一宿，温汤洗五七遍，去恶气，日中瞰[13]干，捣为末，浆水搜饼子，日中干之，再为末，每五两，入生脑子一钱，研匀，以浆水浓脚[14]，丸鸡头大，纱袋贮，通风处阴干，每一丸，好茶或薄荷汤下。

王氏《博济》治三焦气不顺，胸膈壅塞，头昏目眩，涕唾痰涎，精神不爽。利膈丸：牵牛子四两（半生、半熟，不蚛[15]），皂荚（涂酥[16]）二两。为末，生姜自然汁煮，糊丸如桐子大，每服二十丸，荆芥汤下。

《经验后方》治头风化痰：川芎（不计分两），用净水洗浸，薄切片子，日干或焙，杵为末，炼蜜为丸，如小弹子大，不拘时，茶酒嚼下。

又方：治风痰。郁金一分，藜芦十分。各为末，和令匀，每服一字，用温浆水一盏，先以少浆水调下，余者，水漱口，都服，便以食压之。

《外台秘要》治一切风痰，风霍乱，食不消，大便涩：诃梨勒三枚，捣取末，和酒顿服，三五度，良。

《胜金方》治风痰：白僵蚕七个（直者），细研，以姜汁一茶脚，温水调灌之。

又方：治风痰。以萝卜子为末，温水调一匙头，良久吐出涎沫。如是瘫缓风，以此吐后，用紧疏药[17]服，疏后服和气散，差。

《斗门方》治智膈壅滞，去痰开胃：用半夏，净洗，焙干，捣罗[18]为末，以生姜自然汁和为饼子，用湿纸裹，于慢火中煨令香，熟水两盏，用饼子一块，如弹丸大，入盐半钱，煎取一盏，温服。能去胸膈壅逆，大压痰毒，及治酒食所伤，其功极验。

[1]适吐:探吐。适,通"摘(tī)"。
[2]摘:探,挑。
[3]摘:通"摘",探,挑。
[4]寒:当作"塞"。
[5]腷(bì):气郁结。常例重言作"腷腷"。
[6]二两:疑当作"各二两"。
[7]骇骇:原指鼓声,引申指胀闷的样子。
[8]颣:同"类"。
[9]用药……之名:《外台秘要》卷八《五膈方》作"五膈者"三字。
[10]恚膈:《外台秘要》卷八《五膈方》此下有"热膈"。
[11]诊:这里指证候。
[12]淡水:即"痰水"。"淡"为"痰"的古字。
[13]暾:"晒"的俗字。
[14]浆水浓脚:指浆水沉淀的稠汁。
[15]蚛(zhòng):虫蛀,虫咬。
[16]涂酥:六醴斋本作"酥炙",《博济方》卷二《利膈丸》作"涂酥炙"。
[17]紧疏药:紧药和疏药,即收敛药和疏散药。
[18]罗:用筛罗一类器物过筛。

治卒患胸痹痛方

胸痹之病,令人心中坚痞忽痛[1],肌中苦痹。绞急如刺,不得俛[2]仰,其胸前皮皆痛[3],不得手犯[4],胸满短气,咳嗽引痛,烦闷自汗出,或彻引背臂,不即治之,数日害人。治之方:用雄黄、巴豆,先捣雄黄,细筛,内巴豆,务熟捣相入,丸如小豆大,服一丸,不效,稍益之。

又方:取枳实,捣,宜服方寸匕,日三夜一服。

又方:捣栝楼实(大者)一枚,切薤白半升。以白酒七升,煮取二升,分再服,亦可加半夏四两(汤洗去滑,则用之)。

又方:橘皮半斤,枳实四枚,生姜半斤。水四升,煮取二升,分

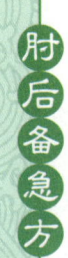

再服。

又方：枳实、桂等分。捣末，橘皮汤下方寸匕，日三服。

仲景方神效。

又方：桂、乌喙、干姜各一分，人参、细辛、茱萸各二分，贝母二分。合捣，蜜和丸，如小豆大，一服三丸，日三服之。

若已差，复发者：下韭根五斤，捣，绞取汁，饮之愈。

附方

《杜壬》治胸膈痛彻背，心腹痞满，气不得通及治痰嗽：大栝楼去穰，取子熟炒，别研，和子皮，面糊为丸，如梧桐子大，米饮[5]下十五丸。

注释

[1] 坚痞忽痛：《外台秘要》卷十二《胸痹咳唾短气方》作"坚痞急痛"。

[2] 俛：同"俯"。

[3] 其胸前皮皆痛：《外台秘要》卷十二《胸痹咳唾短气方》作"其胸前及背皆痛"。

[4] 不得手犯：谓不能触碰。

[5] 米饮：指稀饭米汤。

治卒胃反呕哕方

葛氏治卒干呕不息。方：破鸡子去白，吞中黄数枚，即愈也。

又方：捣葛根，绞取汁，服一升许。

又方：一云蔗汁，温令热，服一升，日三。一方生姜汁，服一升。

又方：灸两腕后两筋中一穴[1]，名间使，各七壮。灸心主尺泽，亦佳。

又方：甘草、人参各二两，生姜四两。水六升，煮取二升，分为三服。

治卒呕哕又厥逆。方：用生姜半斤（去皮切之），橘皮四两（擘之）。以水七升，煮三升，去渣。适寒温，服一升，日三服。

又方：蘘荷藤，断之当汁出，器承取，饮一升。生葛藤尤佳。

治卒哕不止。方：饮新汲井水数升，甚良。

又方：痛爪[2]眉中夹[3]，间气[4]也。

又方：以物刺鼻中各一分来许，皂荚内鼻中，令嚏[5]，差。

又方：但闭气仰引之。

又方：好豉二升，煮取汁，服之也。

又方：香苏浓煮汁，顿服一二升，良。

又方：粱米三升，为粉，井花水服之，良。

又方：用枇杷叶一斤，拭去毛，炙，水一斗，煮取三升。服芦根亦佳。

治食后喜呕吐者：烧鹿角灰二两，人参一两。捣末，方寸匕，日三服。姚同。

治人忽恶心不已。方：薤白半斤，茱萸一两，豉半升，米一合，枣四枚，枳实二枚，盐（如弹丸）。水三升，煮取一升半，分为三服。

又方：但多嚼豆蔻子，及咬槟榔，亦佳。

治人胃反不受食，食毕辄吐出。方：大黄四两，甘草二两。水二升，煮取一升半，分为再服之。

治人食毕噫醋[6]及醋心。方：人参一两，茱萸半斤，生姜六两，大枣十二枚。水六升，煮取二升，分为再服也。

哕不止：半夏（洗，干），末之，服一匕，则立止。

又方：干姜六分，附子四分（炮）。捣，苦酒丸如梧子，服三丸，日三效。

> 附方

《张仲景方》治反胃呕吐，大半夏汤：半夏三升，人参三两，白蜜一升。以水一斗二升，煎扬之一百二十遍，煮下三升半，温服一升，日再。亦治膈间痰饮。

又方：主呕哕。谷不得下，眩悸，半夏加茯苓汤。

半夏一升，生姜半斤，茯苓三两（切）。以水三升，煎取一升半，分温服之。

《千金方》治反胃，食即吐：捣粟米作粉，和水，丸如梧子大七枚，烂煮，内醋中，细吞之，得下便已。面亦得用之。

又方：治干咳，若手足厥冷，宜食生姜，此是呕家圣药。

治心下痞坚，不能食，胸中呕哕：生姜八两（细切，以水三升，煮取一升），半夏五合（洗去滑，以水五升，煮取一升）。二味合煮，取一升半，稍稍服之。

又方：主干呕。取羊乳一杯，空心饮之。

《斗门方》治翻胃[7]：用附子一个（最大者），坐于砖上，四面着火，渐逼[8]碎，入生姜自然汁中，又依前火逼干。复淬[9]之，约生姜汁尽。尽半椀许，捣罗为末，用粟米饮下一钱，不过三服，差。

《经验方》治呕逆反胃散：大附子一个，生姜一斤，细锉，煮，研如面糊，米饮下之。

又方：治丈夫妇人吐逆，连日不止，粥食汤药不能下者，可以应用，此候效摩丸。五灵脂（不夹土石，拣精好者，不计多少），捣罗为末，研，狗胆汁和为丸，如鸡头大，每服一丸，煎热生姜酒，摩令极细，更以少生姜酒化以汤，汤药令极热，须是先做下粥，温热得所[10]。左手与患人药吃，不得嗽[11]口，右手急将粥与患人吃，不令太多。

又方：碧霞丹，治吐逆立效。北来黄丹四两，筛过，用好米醋半升，同药入剑匕[12]内，煎令干，却用炭火三秤。就剑内煅[13]透红，冷，取，研细为末，用粟米饭丸，如桐子大，煎酽汤下七丸，不嚼，只一服。

孙真人《食忌》治呕吐：以白槟榔一颗（煨），橘皮一分（炙），为末，水一盏，煎半盏服。

《广济方》治呕逆不能食：诃梨勒皮二两（去核，熬），为末，蜜和丸，如梧桐子大，空心服二十丸，日二服。

《食医心镜》主脾胃气弱，食不消化，呕逆反胃，汤饮不下：粟米半升，杵细，水和丸，如梧子大，煮令熟，点少盐，空心和汁吞下。

《金匮玉函方》治五噎心膈气滞，烦闷吐逆，不下食：芦根五两，锉，以水二大盏，煮取二盏，去滓，不计时，温服。

《外台秘要》治反胃。昔幼年经患此疾，每服食饼及羹粥等，须臾吐出。贞观许奉御兄第[14]及柴、蒋等家，时称名医，奉敕令治，罄竭[15]

各人所长，竟不能疗。渐羸惫，候绝朝夕。忽有一卫士云：服驴小便极验，旦服二合，后食唯吐一半；晡时又服二合，人定[16]时食粥，吐即便定。迄至今日午时奏之。大内[17]中五六人患反胃，同服，一时俱差。此药稍有毒，服时不可过多。承取尿，及热服二合，病深七日以来，服之良。后来疗人，并差。

又方：治呕。麻仁三两（杵，熬），以水研，取汁，着少盐吃，立效。李谏议用，极妙。

又方：治久患咳噫[18]，连咳四五十声者：取生姜汁半合，蜜一匙头，煎令熟。温服，如此三服，立效。

又方：治咳噫。生姜四两，烂捣，入兰香叶二两，椒末一钱匕，盐和面四两，裹作烧饼熟煨，空心吃，不过三两度，效。

《孙尚药方》治诸吃噫[19]：橘皮二两，汤浸去瓤，锉，以水一升，煎之五合，通热顿服，更加枳壳一两，去瓤炒，同煎之，服，效。

《梅师方》主胃反，朝食暮吐[20]，旋旋吐者：以甘蔗汁七升，生姜汁一升，二味相和，分马三服。

又方：治醋心。槟榔四两，橘皮二两，细捣为散，空心生蜜汤下方寸匕。

《兵部手集》治醋心，每醋气上攻如酽醋[21]：吴茱萸一合，水三盏，煎七分，顿服，纵浓，亦须强服。近有人心如蜇[22]破，服此方后，二十年不发。

注释

[1]一穴：《医心方》卷九《治干呕方》作"一夫"。
[2]爪：同"抓"。
[3]夹：《外台秘要》卷六《哕方》作"夹"。
[4]间气：《外台秘要》卷六《哕方》作"闭气"。
[5]㖒："噎"的俗字。
[6]噫（ài）醋：谓醋酸返出口中。
[7]翻胃：即"反胃"，本节标题亦作"胃反"。并指食入即吐或延后呕吐之症。
[8]逼：通"煏"，火烘干。《玉篇》："煏，火干也。"
[9]淬：这里指用烤干的附子蘸生姜汁。

[10] 得所：得宜，适宜。
[11] 嗽：同"漱"。
[12] 剑匕：煮水熬药等用的炊具。
[13] 煆：当作"煅"。
[14] 第：六醴斋本作"弟"。
[15] 罄竭：竭尽，用尽。
[16] 人定：古时段名，指天黑后的一段时间，约当亥时。
[17] 大内：皇宫。
[18] 咳噫：嗳气。
[19] 吃噫：义同"呃噫"，呃逆、噫气。
[20] 朝食暮吐：道藏本此下有"暮食朝吐"四字。
[21] 酽醋：浓醋。
[22] 蛋：刺。

治卒发黄疸诸黄病

治黄疸方：芜菁子五升，捣筛，服方寸匕，日三，先后十日，愈之。

又方：烧乱发，服一钱匕，日三服。秘方。此治黄疸。

又方：捣生麦苗，水和，绞取汁，服三升，以小麦胜大麦，一服六七合，日三四，此酒疸也。

又方：取藜芦着灰中，炮之，令小变色，捣，下筛，末，服半钱匕，当小吐，不过数服，此秘方也。

疸病有五种，谓黄疸、谷疸、酒疸、女疸、劳疸[1]也。黄汁[2]者，身体四肢微肿，胸满不得汗，汗出如黄柏汗[3]，由大汗出，卒入水所致。方：猪脂一斤，温令热，尽服之，日三，当下，下则稍愈。

又方：栀子十五枚，栝楼子三枚，苦参三分。捣末，以苦酒渍鸡子二枚令软，合黄白以和药，捣丸，如梧子大，每服十丸，日五六，除热，不吐，即下，自消也。

又方：黄雌鸡一只，治之，锉生地黄三斤，内腹中，急缚仰置铜器中，蒸令极熟，绞取汁，再服之。

又方：生茅根一把，细切，以猪肉一斤，合作羹，尽啜食之。

又方：柞树皮，烧末，服方寸匕，日三服。

又方：甘草一尺，栀子十五枚，黄柏十五分。水四升，煮取一升半，分为再服。此药亦治温病发黄。

又方：茵陈六两，水一斗二升，煮取六升，去滓，内大黄二两，栀子十四枚，煮取三升，分为三服。

又方：麻黄一把，酒五升，煮取二升半，可尽服，汗出，差。

若变成疸者多死，急治之。方：土瓜根，捣取汁，顿服一升，至三服[4]。须病汗，当小便去[5]，不尔，更服之。

谷疸者，食毕头旋，心怫欲[6]不安而发黄，由失饥大食，胃气冲熏所致。治之方：茵陈四两，水一斗，煮取六升，去渣，内大黄二两，栀子七枚，煮取二升，分三服，溺去黄汁，差。

又方：苦参三两，龙胆一合，末，牛胆丸如梧子，以生麦汁服五丸，日三服。

酒疸者，心懊痛，足胫满，小便黄，饮酒发赤斑黄黑，由大醉当风入水所致。治之方：黄耆二两，木兰一两，末之，酒服方寸匕，日三服。

又方：大黄一两，枳实五枚，栀子七枚，豉六合。水六升，煮取二升，分为三服。

又方：芫花、椒目等分，烧末，服半钱，日一两遍。

女劳疸者，身目皆黄，发热恶寒，小腹满急，小便难，由大劳大热交接，交接后入水所致。治之方：消石、矾石等分，末，以大麦粥饮服方寸匕。日三，令小汗出，小便当去黄汁也。

又方：乱发如鸡子大，猪膏半斤，煎令消尽，分二服。

附方

《外台秘要》治黄疸：柳枝，以水一斗，煮取浓汁半升，服令尽。

又方：治阴黄汗染衣，涕唾黄。取蔓菁子，捣末，平旦以井花水服一匙，日再。加至两匙，以知为度。每夜小便，重浸少许帛子，各书记小色渐退白，则差。不过服五升。

《图经》曰：黄疸病及狐惑病，并猪苓散主之。

猪苓、茯苓、术等分，杵末，每服方寸匕，水调下。

治卒发黄疸诸黄病

《食疗》云：主心急黄。以百合蒸过，蜜和食之，作粉尤佳。红花者，名山丹，不堪食。

治黄疸：用秦艽一大两，细锉，作两贴子，以上好酒一升，每贴半升酒，绞取汁，去渣，空腹分两服，或利便止，就中[7]好酒人易治。凡黄有数种，伤酒曰酒黄，夜食误食鼠粪亦作黄，因劳发黄，多痰涕，目有赤脉，日益憔悴，或面赤恶心者是。崔元亮用之，及治人皆得[8]，方极效。秦艽须用新罗文[9]者。

《伤寒频要》[10]疗男子妇人黄疸病，医不愈，耳目[11]悉黄，食饮不消。胃中胀热，生黄衣，在胃中有干屎[12]使病尔。用煎猪脂一小升，温热顿服之，日三。燥屎下去，乃愈。

又方：治黄百药不差。煮驴头熟，以姜齑啖之，并随多少饮汁。

又方：治黄疸，身眼皆如金色。不可使妇人鸡犬见，取东引桃根，切细如箵[13]若钗股以下者一握，以水一大升，煎取一小升，适温，空腹顿服。后三五日，其黄离离[14]如薄云散，唯眼最后差，百日方平复。身黄散后，可时时饮一盏清酒，则眼中易散。不饮则散迟。忌食热面、猪、鱼等肉。此是徐之才家秘方。

《正元广利方》[15]疗黄，心烦热，口干，皮肉皆黄：以秦艽十二分，牛乳一大升，同煮，取七合，去滓。分温再服，差。此方出于许仁则。

> **注释**
>
> [1]黄疸……劳疸：《证类本草·豚卵》引《肘后方》作"黄疸、谷疸、酒疸、黑疸、女劳疸"。
>
> [2]汁：《证类本草·豚卵》引《肘后方》作"汗"。
>
> [3]汗：六醴斋本、《证类本草·豚卵》引《肘后方》并作"汁"，当据改。
>
> [4]至三服：《证类本草·王瓜》引《肘后方》作"平旦服食后"，《外台秘要》卷四《黑疸方》作"平旦服至食时"。
>
> [5]须病……便去：六醴斋本作"须发汗或小便去"。
>
> [6]怫（fú）欲：忧郁不舒。
>
> [7]就中：其中。
>
> [8]得：六醴斋本作"此"。
>
> [9]新罗文：道藏本、四库本并作"新好罗文"。文，同"纹"。

[10]《伤寒频要》：六醴斋本、四库本并作"《伤寒类要》"，与《证类本草·豚卵》条相合。
[11]耳目：《证类本草·豚卵》条同，《外台秘要》卷四《黄疸方》作"身目"。
[12]在胃中有干尿：《证类本草·豚卵》作"盖胃中有干屎"，当据改"尿"字。
[13]筯：同"箸"。
[14]离离：消散的样子。
[15]《正元广利方》：原名"《贞元集要广利方》"，亦称"《贞元广利方》"。唐代李适撰于贞元十二年（796年），以此得名。历史传抄中因避宋仁宗赵祯名讳改"贞"为"正"。

治卒患腰胁痛诸方

葛氏，治卒腰痛诸方，不得俛[1]仰方：正立倚小竹，度其人足下至脐，断竹，及以度后当脊中，灸竹上头处，随年壮。毕，藏竹，勿令人得矣。

又方：鹿角长六寸，烧，捣末，酒服之。鹿茸尤佳。

又方：取鳖甲一枚，炙，捣筛，服方寸匕，食后，日三服。

又方：桂八分，牡丹四分，附子二分。捣末，酒服一刀圭，日再服。

治肾气虚衰，腰脊疼痛，或当风卧湿，为冷所中，不速治，流入腿膝，为偏枯冷痹，缓弱，宜速治之。方：独活四分，附子一枚（大者，炮），杜仲、茯苓、桂心各八分，牛膝、秦艽、防风、芎䓖、芍药六分，细辛五分，干地黄十分（切）。水九升，煮取三升，空腹分三服，如行八九里进一服，忌如前，顿服三剂。

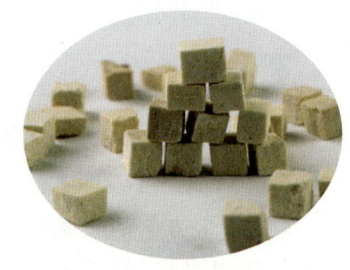

茯苓

治诸腰痛，或肾虚冷，腰疼痛，阴萎。方：干漆（熬烟绝）、巴戟天（去心）、杜仲、牛膝各十二分，桂心、狗脊、独活各八分，五加皮、山茱萸、干薯蓣各十分，防风六分，附子四分。炼蜜丸，如梧子大，空腹酒下二十丸，日再。加减，以知为度也，大效。

胁痛如打方：大豆半升，熬令焦，好酒一升，煮之令沸，熟[2]饮取醉。

又方：芫花、菊花等分，踯躅花半斤。布囊贮，蒸令热，以熨痛处，冷复易之。

又方：去穷骨上一寸，灸七壮，其左右一寸，又灸七壮。

又，积年久瘀[3]，有时发动方：干地黄十分，甘草五分，干漆五分，水[4]五分，桂一尺。捣筛，酒服一匕，日三服。

又方：六七月取地肤子，阴干，末，服方寸匕，日五六服。

治反腰有血痛方：捣杜仲三升许，以苦酒和，涂痛上，干复涂，并灸足肿[5]白肉际，三壮。

治臂[6]腰痛：生葛根，嚼之，咽其汁，多多益佳。

又方：生地黄，捣，绞取汁三升，煎取二升，内蜜一升，和一升，日三服，不差，则更服之。

又方：灸腰眼中，七壮。

肾腰者，犹如反腰，忽转而俛[7]之。

治腰中常冷，如带钱方：甘草、干姜各二两，茯苓、术各四两。水五升，煮取三升，分为三服（《小品》云：温）。

治胁卒痛如打方：以绳横度两乳中间，屈绳从乳横度，以趁[8]痛胁下，灸绳下屈处，三十壮，便愈。此本在杂治中。

《隐居效方》腰背痛方：杜仲一斤，切，酒二斗，渍十日，服三合。

附方

《千金方》治腰脚[9]疼痛：胡麻一升（新者），熬令香，杵筛，日服一小升，计服一斗，即永差。酒饮、蜜汤、羹汁皆可服之，佳。

《续千金方》治腰膝疼痛伤败：鹿茸（不限多少），涂酥，炙紫色，为末，温酒调下一钱匕。

《经验方》治腰脚痛：威灵仙一斤，洗，干，好酒浸七日，为末，面糊丸桐子大，以浸药酒，下二十丸。

《经验后方》治腰疼神妙：用破故纸，为末，温酒下三钱匕。

又方：治肾虚腰脚无力。生栗，袋贮，悬干，每日平明吃十余颗，次吃猪肾粥。

又方：治丈夫腰膝积冷痛，或顽麻无力。菟丝子（洗，秤）一两，牛膝一两。同浸于银器内，用酒过一寸，五日曝干，为末，将元[10]浸酒，再入少醇酒作糊，搜和丸，如梧桐子大，空心酒下二十丸。

《外台秘要》疗腰痛：取黄狗皮，炙，裹腰痛处，取煖彻为度，频即差也。徐伯玉方同。

《斗门方》治腰痛：用大黄半两，更入生姜半两，同切如小豆大，于铛内炒令黄色，投水两碗，至五更初，顿服，天明取下腰间恶血物，用盆器贮，如鸡肝样，即痛止。

又方：治腰重痛。用槟榔，为末，酒下一钱。

《梅师方》治卒腰痛，暂[11]转不得：鹿角一枚，长五寸，酒二升，烧鹿角令赤，内酒中，浸一宿，饮之。

崔元亮《海上方》治腰脚冷风气：以大黄二大两，切如棋子，和少酥炒，令酥尽入药中，切不得令黄焦，则无力，捣筛，为末，每日空腹以水大三合，入生姜两片如钱，煎十余沸，去姜，取大黄末两钱，别置椀子中，以姜汤调之，空腹顿服，如有余姜汤，徐徐呷之令尽，当下冷脓多恶物等，病即差，止。古人用毒药攻病，必随人之虚实而处置，非一切而用也。姚僧垣初仕，梁武帝因发热，欲服大黄。僧垣曰：大黄乃是快药，至尊年高，不可轻用。帝弗从，几至委顿[12]。元帝常有心腹疾，诸医咸谓宜用平药，可渐宣通。僧垣曰：脉洪而实，此有宿食，非用大黄无差理。帝从而遂愈。以此言之，今医用一毒药而攻众病，其偶中病，便谓此方之神奇；其差误，乃不言用药之失。如此者众矣，可不戒哉！

《修真方》神仙方：菟丝子一斗，酒一斗，浸良久，漉出暴干，又浸，以酒尽为度。每服二钱，温酒下，日二服，后吃三五匙水饭压之。至三七日加至三钱匕，服之令人光泽，三年老变为少，此药治腰膝去风，久服延年。

注释

[1] 俛：同"俯"。
[2] 熟：四库本作"热"。
[3] 疢："疹"的俗字，此处借作"疢（chèn）"，疾病。六醴斋本、四库本均作"痛"。
[4] 水：《外台秘要》卷十七《久腰痛方》作"白术"。
[5] 肿：《医心方》卷六《治㨼腰方》作"踵"。踵，脚跟。
[6] 臀（guì）腰痛：指突发性腰痛。《诸病源候论》卷五《腰背病诸候》："卒然伤腰致痛，谓疢腰。"《医心方》卷六《治㨼腰痛方》引作"㨼（概）腰痛"。
[7] 俛：疑通"跪"，又作"蹉"，筋骨折伤。《医心方》卷六《治㨼腰痛方》作"桄"。
[8] 趄：同"趋"，此指移向。《医心方》卷六《治㨼腰痛方》作"起"。
[9] 脚：腿。
[10] 元：同"原"，原先。
[11] 暂：突然。
[12] 委顿：疲困。

治虚损羸瘦不堪劳动方

治人素有劳根，苦作便发，则身百节皮肤，无处不疼痛，或热筋急。

方：取白柘东南行根一尺，刮去上皮，取中间皮以烧屑，亦可细切捣之。以酒服三方寸匕，厚覆取汗，日三服。无酒，以浆服之。白柘，是柘之无刺者也。

治卒连时不得眠方：暮以新布火炙以熨目，并蒸大豆，更番囊贮枕，枕冷复更易热，终夜常枕热豆，即立愈也。

此二条本在杂治中，并皆虚劳，患此疾，虽非乃飚急[1]，不即治，亦渐瘵人。后方劳救，为力数倍，今故略载诸法。

凡男女因积劳虚损，或大病后不复常，若四体沉滞，骨肉疼酸，吸吸[2]少气，行动喘慑[3]；或小腹拘急，腰背强痛，心中虚悸，咽干唇燥，面体少色；或饮食无味，阴阳废弱，悲忧惨戚，多卧少起。久者积年，轻者才百日，渐至瘦削，五脏气竭，则难可复振。治之汤方：甘草二两，桂三两，芍药四两，生姜五两（无者，亦可用干姜），大枣二七枚。以水九升，煮取三升，去渣。内饴八两，分三服，间日复作一剂，后可将诸丸散耳。黄耆加二两，人参二两，为佳。若患痰满及溏泄，可除饴耳。姚同。

又方：乌雌鸡一头（治如食法），以生地黄一斤（切），饴糖二升，内腹内，急缚，铜器贮，甑中蒸五升米久。须臾取出，食肉，饮汁，勿啖盐，三月三度作之。姚云神良，并止盗汗。

又方：甘草一两，白术四两，麦门冬四两，牡蛎二两，大枣二十枚，胶三两。水八升，煮取二升，再服。

又方：黄耆、枸杞根白皮、生姜三两[4]，甘草、麦门冬、桂各二两，生米三合。水九升，煮取三升，分四服。

又方：羊肾一枚（切），术一升。以水一斗，煮取九升，服一升，日二三服，一日尽。冬月分二日服，日可再服。

又，有建中肾沥汤法诸丸方：干地黄四两，茯苓、薯蓣、桂、牡丹、山茱萸各二两，附子、泽泻一两。捣，蜜丸，如梧子，服七丸，日三，加至十丸。此是张仲景八味肾气丸方，疗虚劳不足，大伤饮水，腰痛，小腹急，小便不利。又云长服，即去附子，加五味子，治大风冷。

又方：苦参、黄连、菖蒲、车前子、悲冬[5]、枸杞子各一升。捣，蜜丸如梧子大，服十丸，日三服。

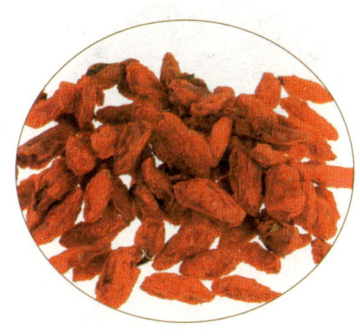

枸杞子

有肾气大丸法诸散方：术一斤，桂半斤，干地黄、泽泻、茯苓各四两。捣筛，饮服方寸匕，日三两服，佳。

又方：生地黄二斤，面一斤。捣，炒干，筛，酒服方寸匕，日三服。

附方

枸杞子酒，主补虚，长肌肉，益颜色，肥健人，能去劳热：用生枸杞子五升，好酒二斗。研，搦[6]，匀碎，浸七日，漉去渣，饮之。初以三合为始，后即任意饮之。《外台秘要》同。

《食疗》补虚劳，治肺劳，止渴，去热风。用天门冬（去皮、心），入蜜煮之，食后服之。若曝干入蜜丸，尤佳。亦用洗面，甚佳。

又方：雀卵白，和天雄末、菟丝子末，为丸，空心酒下五丸。主男子阴痿不起，女子带下，便溺不利，除疝瘕，决痈肿，续五脏气。

《经验方》暖精气，益元阳：白龙骨、远志等分，为末，炼蜜丸，如梧桐子大，空心卧时，冷水下三十丸。

又方：除盗汗及阴汗。牡蛎，为末，有汗处粉之。

《经验后方》治五劳七伤，阳气衰弱，腰脚无力，羊肾苁蓉羹法：羊肾一对（去脂膜，细切），肉苁蓉一两（酒浸一宿，刮去皱皮[7]，细切），相和作羹，葱白、盐五味等，如常法事治[8]，空腹食之。

又方：治男子女人，五劳七伤，下元久冷，乌髭鬓，一切风病，四肢疼痛，驻颜壮气。

补骨脂一斤，酒浸一宿，放干，却用乌油麻一升，和炒，令麻子声绝，即播[9]去，只取补骨脂为末，醋煮面糊丸，如梧桐子大，早晨温酒，盐汤下二十丸。

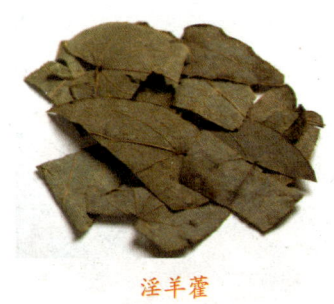

淫羊藿

又方：固阳丹。菟丝子二两（酒浸十日，水淘[10]，焙干为末），更入杜仲一两（蜜炙）。捣，用薯蓣末，酒煮为糊，丸如梧桐子大，空心用酒下五十丸。

《食医心镜》益丈夫，兴阳，理腿膝冷：淫羊藿一斤，酒一斗浸，经三日，饮之，佳。

《御药院》治脚膝风湿，虚汗少力，多疼痛及阴汗：烧矾作灰，细研末，一匙头，沸汤投之，淋洗痛处。

《外台秘要》补虚劳，益髓，长肌，悦颜色，令人肥健：鹿角胶，炙，捣，为末，以酒服方寸匕，日三服。

又，治骨蒸。桃仁一百二十枚（去皮、双人[11]、留尖），杵和为丸，平旦井花水顿服令尽，服讫，量性饮酒令醉，仍须吃水，能多最精。隔日又服一剂，百日不得食肉。

又，骨蒸，亦曰内蒸，所以言内者，必外寒内热附骨也，其根在五脏六府之中，或皮燥而无光。蒸作之时，四肢渐细，足肤[12]肿者：石膏十分，研如乳法，和水[13]服方寸匕，日再，以体凉为度。

崔元亮《海上方》疗骨蒸鬼气：取童子小便五大斗（澄过），青蒿五斗（八月九月采，带子者最好，细锉），二物相和，内好大釜中，以猛火煎取三大斗，去滓，净洗釜，令干，再泻汁，安釜中，以微火煎可二大斗。即取猪胆十枚，相和煎一大斗半，除火待冷，以新瓷器贮，每欲服时，取甘草二三两，熟炙，捣末，以煎和，捣一千杵为丸。空腹粥饮下二十丸，渐增至三十丸，止。

注释

[1] 虽非乃飚急：六醴斋本作"虽非急飚，若"，四库本作"虽非飚急，若"。
[2] 吸吸：呼吸急促的样子。
[3] 喘慑：喘促气短。
[4] 三两：疑当作"各三两"。
[5] 悲冬：六醴斋本、四库本并作"忍冬"。
[6] 搦（nuò）：按压。
[7] 皴（cūn）皮：皱缩的表皮。
[8] 如常法事治：谓按日常加工的方法加工。
[9] 播：通"簸"，利用风力扬去麻子。
[10] 水淘：六醴斋本在"菟丝子二两"下。
[11] 双人：谓核中有两个果仁的。人，同"仁"。
[12] 肤：四库本同，六醴斋本作"肤"。当作"跗"，脚。
[13] 水：六醴斋本作"冰"。按，此证为骨蒸发热，其治疗要求"体凉为度"，故作"冰"，似可从。

治脾胃虚弱不能饮食方

治卒得食病，似伤寒，其人但欲卧，七八日不治杀人。方：按其脊两边有陷处，正灸陷处两头，各七壮，即愈。

治食鱼鲙[1]及生肉，住胸膈中不消化，吐之又不出，不可留，多使成癥。方：朴消（如半鸡子）一枚，大黄一两。凡二物，㕮咀，以酒二升，煮取一升，去滓，尽服之，立消。若无朴消者，芒消代之，皆可用。

治食生冷杂物，或寒时衣薄当风，或夜食便卧，不即消，心腹烦痛，胀急，或连日不化。方：烧地令极热，即敷[2]薄荐莞席[3]，向[4]卧，覆取汗，即立愈也。

治食过饱烦闷，但欲卧而腹胀：方：熬面令微香，捣，服方寸匕。得大麦生面益佳，无面，以糜亦得。

此四条本在杂治中，皆食饮脾胃家事，令胃气允实，则永无食患。食[5]宜先治其本，故后疏诸法。

腹中虚冷，不能饮食，食辄不消，赢瘦致之，四肢尫弱[6]，百疾因此互生[7]：生地黄十斤，捣绞取汁，和好面三斤，以日曝干，更和汁，尽止。末[8]，食后服半合，日三，稍增至三合。

又方：面半斤，麦糵五升，豉五合，杏仁二升。皆熬令黄香，捣筛，丸如弹，服一枚，后稍增之。

又方：大黄、芍药各半斤。捣，末之，芒消半斤，以蜜三斤，于铜器中汤上煎，可丸如梧子大，服七丸至十丸。

又方：麴一斤，干姜十两，茱萸一升，盐一弹。合捣，蜜和如弹丸，日三服。

又方：术二斤，麴一斤（熬令黄）。捣，蜜丸如梧子大，服三十丸，日三。若大冷，可加干姜三两。若患腹痛，加当归三两。赢弱，加甘草二两，并长将息，徐以麴术法。疗产后心下停水，仍须利之。

治脾胃气弱，水谷不得下，遂成不复受食。方：大麻子三升，大豆炒黄香。合捣筛，食前一二方寸匕，日四五服，佳矣。

治饱食便卧，得谷劳病，令人四肢烦重，嘿嘿[9]欲卧，食毕辄甚。方：大麦糵一升，椒一两（并熬），干姜三两。捣末，服方寸匕，日三四服。

附方

《食医心镜》治脾胃气冷，不能下食，虚弱无力，鹘突羹[10]：鲫鱼半斤，细切，起作鲙，沸豉汁热投之，着胡椒、干姜、莳萝、橘皮等末，空腹食之。

《近世方》主脾胃虚冷，不下食，积久羸弱成瘵者：温州白干姜一物，浆水煮，令透心润湿，取出焙干，捣筛，陈廪米煮粥饮，丸如桐子，一服三五十丸，汤使任用，其效如神。

《食疗》治胃气虚，风热不能食：生姜汁半鸡子壳，生地黄汁少许，蜜一匙头，和水三合，顿服，立差。

《经验方》治脾元气发歇，痛不可忍者：吴茱萸一两，桃仁一两，和炒，令茱萸焦黑，后去茱萸，取桃仁，去皮、尖，研细，葱白三茎煨熟，以酒浸，温分二服。

《经验后方》治脾胃进食：茴香二两，生姜四两，同捣令匀，净器内湿纸盖一宿，次以银石器中文武火[11]炒令黄焦，为末，酒丸如梧子大，每服十丸至十五丸，茶酒下。

注释

[1] 鱼鲙（kuài）：这里指生鱼片。鲙，同"脍"，细切肉。
[2] 敷：铺开。
[3] 薄荐莞（guān）席：指薄席。荐，草席。莞，又名水葱，茎高五六尺，可织席。《普济方》卷二十三《脾胃虚冷水谷不化》作"薄荐若莞席"。
[4] 向：诸本同，难解。"向"下疑缺一方位词。
[5] 食：疑当为"食患"二字。
[6] 尪（wāng）弱：消瘦羸弱。
[7] 互生：轮流发生。
[8] 未：当作"末"。
[9] 嘿嘿：同"默默"，谓神疲语静。
[10] 鹘突羹：谓杂合之羹。鹘突，同"糊涂"。
[11] 文武火：小而弱的火为文火，大而猛的火为武火。

治痈疽妒乳诸毒肿方

《隐居效方》治羊[1]疽疮，有虫痒：附子八分，藜芦二分，末，敷

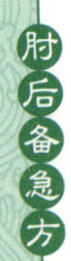

之,虫自然出。

《葛氏》疗妳发[2],诸痈疽发背及乳[3]方:比[4]灸其上百壮。

又方:熬粢粉令黑,鸡子白和[5]之,涂练上以贴痈,小穿练上,作小口泄毒气,燥易之,神秘。

又方:釜底上[6]捣,以鸡子中黄和涂之。加少豉,弥良。

又方:捣黄柏末,筛,鸡子白和,厚涂之,干复易,差。

又方:烧鹿角,捣末,以苦酒和涂之,佳。

又方:于石上水磨鹿角,取浊汁涂痈上,干复易,随手消。

又方:末半夏,鸡子白和涂之。水磨,傅,并良。

又方[7]:神效。水磨,出《小品》。

又方:醋和茱萸,若捣姜或小蒜傅之,并良。

一切恶毒肿:蔓菁根一大握(无,以龙葵根代之),乳头香一两(光明者),黄连一两(宣州者),杏仁四十九枚(去尖用),柳木取三四钱(白色者)。各细锉,捣三二百杵,团作饼子,厚三四分,可肿处大小贴之,干复易,立散。别贴膏药治疮处,佳。

痈已有脓,当使坏方:取白鸡两翅羽肢[8]各一枚,烧服之,即穿。姚同。

又方:吞薏苡子一枚,勿多。

《葛氏》若已结痈,使聚不更长,方:小豆,末,涂。若鸡子白和尤佳,即差。

又方:芫花,末,胶汁和贴上,燥复易,化为水。

若溃后,脓血不止,急痛:取生白楸叶,十重贴上,布帛宽缚之[9]。

乳肿:桂心、甘草各二分,乌头一分(炮)。捣为末,和苦酒涂,纸覆之,脓化为水,则神效。

《葛氏》妇女乳痈妬[10]肿:削柳根皮,熟捣,火温,帛囊贮熨之,冷更易,大良。

又方:取研米槌煮令沸,絮中覆乳,以熨上,当用二枚互熨之[11],数十回止。姚云:神效。

乳痈方:大黄、罔草、伏龙肝(灶下黄土也)、生姜各二分。先以三物,捣筛,又合生姜捣,以醋和涂,乳痈则止,极验。《刘涓子》不用生姜,用生姜[12],四分[13]分等。余比见用鲫鱼立验。此方《小品》,佳。

《小品》妒方[14]：黄芩、白饮、芍药分等。末，筛，浆服一钱匕，日五服。若右乳结者，将左乳汁服；左乳结者，将右乳汁服。散消根。姚同此方，必愈。

姚方：捣生地黄，傅之，热则易。小豆亦佳。

又云：二三百众疗不差[15]，但坚紫色者：用前柳根皮法。云熬令温，熨肿，一宿愈。

凡乳汁不得泄，内结，名妒乳，乃急于痈。

《徐玉》疗乳中瘰疬起痛。方：大黄、黄连各三两，水五升，煮取一升二合，分三服，得下，即愈。

《葛氏》卒毒肿起急痛。方：芜菁根（大者），削去上皮，熟捣，苦酒和如泥，煮三沸，急搅之出，敷肿，帛裹上。日再三易，用子亦良。

又方：水和石灰封上，又苦酒磨升麻若青木香或紫檀，以磨傅上，良。

又方：取水中萍子草[16]，熟捣，以敷上。

又，已入腹者：麝香、薰陆香、青木香、鸡舌香各一两。以水四升，煮取二升，分为再服。

若恶核肿结不肯散者：吴茱萸、小蒜分等，合捣傅之。丹蒜亦得。

又方：捣鲫鱼以傅之。

若风肿多痒，按之随手起，或隐疹[17]。

方：但令痛[18]以手摩抒抑按，日数度，自消。

又方：以苦酒磨桂若独活，数傅之，良。

身体头面忽有暴肿处如吹。方：巴豆三十枚，连皮碎，水五升，煮取三升，去滓，绵沾以拭肿上，趁[19]手消，勿近口。

皮肉卒肿起，狭长赤痛名膈[20]。鹿角五两、白蔹一两、牡蛎四两、附子一两。捣筛，和苦酒，涂帛上，燥复易。

《小品》痈结肿坚如石，或如大核，色不变，或作石痈不消。鹿角八两（烧作灰）、白蔹二两（粗理黄色）、磨石一斤（烧令赤）。三物捣作末，以苦酒和泥，厚涂痈上，燥更涂，取消止。内服连翘汤下之。姚方云：烧石令极赤，内五升苦酒中；复烧，又内苦酒中，令减半止，捣石和药。先用所余苦酒，不足，添上用。

《姚方》若发肿至坚，而有根者，名曰石痈。当上灸百壮，石子当碎出。

治痈疽妒乳诸毒肿方

不出者，可益壮。痈、疽、瘤、石痈、结筋、瘰疬，皆不可就针角[21]。针角者，少有不及祸者也。

又，痈未溃方：罔草末，和鸡子白，涂纸令厚，贴上，燥复易，得痛，自差。

痈肿振焮不可枨[22]方：大黄，捣筛，以苦酒和，贴肿上，燥易，不过三，即差减，不复作，脓自消除，甚神验也。

痈肿未成脓：取牛耳垢封之，即愈。

若恶肉不尽者，食[23]肉药食去，以膏涂之，则愈。

食肉方：取白炭灰、荻灰等分，煎令如膏（此不宜预作），十日则歇。并可与去黑子，此大毒，若用效验，本方用法。

凡痈肿用：栝楼根、赤小豆，皆当内苦酒中，五宿出，熬之毕，捣为散，以苦酒和，涂纸上，贴肿，验。

《隐居效方[24]》消痈肿：白蔹二分，藜芦一分，为末，酒[25]和如泥贴上，日三，大良。

疽疮骨出：黄连、牡蛎各二分，为末，先盐酒洗，后傅。

《葛氏》忽得瘭疽[26]着手足肩[27]，累累[28]如米豆，刮汁出，急疗之：熬芜菁，熟捣，裹，以展转[29]其上，日夜勿止。

若发疽于十指端，及色赤黑，甚难疗，宜按大方，非单方所及。

若骨疽积年，一捏一汁出，不差。熬末胶饴，勃[30]疮上，乃破生鲤鱼以擒之，如炊顷，刮视有小虫出，更洗傅药，虫尽，则便止，差。

姚方云：瘭疽者，肉中忽生一黡子[31]，如豆粟，剧者如梅李大，或赤，或黑，或白，或青，其鹰有核，核有深根，应心小久[32]，四面悉肿疱，黯黕[33]紫黑色，能烂坏筋骨，毒入脏腑，杀人。南方人名为擒着毒。着厚肉处，皆割之，亦烧铁令赤，烙赤[34]三上，令焦如炭。亦灸黯炮[35]上，百壮为佳。早春酸摹叶，薄其四面，防其长也。饮葵根汁、犀角汁、升麻汁折其热。内外疗依丹毒法也。

《刘涓子》疗痈疽发坏，出脓血气生肉，黄耆膏：黄耆、芍药、大黄、当归、芎䓖、独活、白芷、薤白各一两，生地黄三两。九物，切，猪膏二升半，煎三上三下，膏成，绞去滓，傅充疮中，摩左右，日三。

又，丹痈疽始发，浸淫进长，并少小丹擒方：升麻、黄连、大黄、芎䓖各二两，黄芩[36]、芒硝各三两，当归、甘草（炙）、羚羊角各一两。

九物，哎咀，水一斗三升，煮取五升，去渣，还内铛[37]中，芒硝上[38]杖搅，令[39]成膏。适冷热，贴帛拓肿上，数度，便随手消散。王练甘林所秘方，慎不可近阴。

又，燺疮，浸淫多汁，日就浸大[40]，胡粉散：胡粉（熬）、甘草（炙）、蔄茹、黄连各二分。四物，捣散，筛，以粉疮，日三，极验。

诸疽疮膏方：蜡、乱发、矾石、松脂各一两，猪膏四两。五物，先下发，发消下矾石，矾石消下松脂，松脂消下蜡，蜡消下猪膏，涂疮上。

赤龙皮汤，洗诸败烂疮方：槲树皮（切）三升，以水一斗，煮取五升，春夏冷用，秋冬温用，洗乳疮，及诸败疮，洗了则傅膏。

发背上初欲疹，便服此大黄汤：大黄、甘草（炙）、黄芩各二两，升麻二两，栀子一百枚。五物，以水九升，煮取三升半，服得快下数行便止，不下则更服。

疗发背，及妇人发乳，及肠痈，木占斯散：木占斯、厚朴（炙）、甘草（炙）、细辛、栝楼、防风、干姜、人参、桔梗、败酱各一两。十物，捣为散，酒服方寸匕，昼七夜四，以多为善。病在上常[41]吐，在下[42]脓血。此谓肠痈之属，其痈肿即不痛，长服，疗诸疽痔。若疮已溃，便早愈。发背无有不疗，不觉肿去，时长服，去败酱。多疗妇人发乳、诸产、癥瘕，益良。并《刘涓子》方。

《刘涓子》疗痈消脓，木占斯散方：木占斯、桂心、人参、细辛、败酱、干姜、厚朴（炙）、甘草（炙）、防风、桔梗各一两。十物，为散，服方寸匕，入咽觉流入疮中。若痈疽灸不发坏者，可服之，疮未坏，去败酱。此药或时有痈令成水[43]者。

痈肿瘰疬，核不消，白蔹傅方：白蔹、黄连、大黄、黄芩、冈草、赤石脂、吴茱萸、芍药各四分。八物，捣筛，以鸡子白和如泥，涂故帛上，傅之。开小口，干即易之，差。

发背欲死者：取冬瓜，截去头，合疮上，瓜当烂，截去更合之，瓜未尽，疮已敛小矣，即用膏养之。

又方：伏龙肝，末之，以酒[44]调，厚傅其疮口，干即易，不日平复。

又方：取梧桐子叶，锲[45]上煿成灰，绢罗，蜜调傅之，干即易之。

《痈肿杂效方》疗热肿：以家芥子并柏叶，捣，傅之，无小愈，大验。得山芥更妙。又，捣小芥子末，醋和作饼子，贴肿及瘰疬，数看，

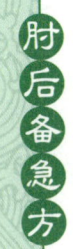

消即止,恐损肉。此疗马附骨,良。

又方:取黄色雄黄、雌黄色石,烧热令赤。以大醋沃之,更烧醋沃,其石即软如泥,刮取涂肿。若干,醋和,此大秘要耳。

灸肿令消法:取独颗蒜,横截厚一分,安肿头上,炷如梧桐子大,灸蒜上百壮。不觉消,数数灸,唯多为善,勿令大热。但觉痛即擎起蒜,蒜焦,更换用新者,不用灸损皮肉。如有体干,不须灸。余尝小腹下患大肿,灸即差,每少用之,则可大效也。

又方:生参[46]□□□头上核。又,磁石,末,和醋,傅之。

又方:甘草[47]□□□涂此,蕉子不中食。

又方:鸡肠草傅。

又方:白蔹,末,傅,并良。

又,热肿疖。㶸[48]胶数涂,一日十数度,即差。疗小儿疖子,尤良。每用神效。

一切毒肿,疼痛不可忍者:搜[49]面团肿头如钱大,满中安椒,以面饼子盖头上,灸令彻,痛即立止。

又方:捣荜麻人[50],傅之,立差。

手脚心、风毒肿:生椒(末)、盐(末)等分,以醋和,傅,立差。

痈疽生臭恶肉者:以白茼茹散傅之,看肉尽便停。但傅诸膏药,若不生肉,傅黄耆散(茼茹、黄耆),止一切恶肉。仍不尽者,可以七头赤皮茼茹为散,用半钱匕和白茼茹散三钱匕,以傅之。此姚方,差[51]。

恶脉病,身中忽有赤络脉起如蚓状,此由春冬恶风入络脉之中,其血瘀所作。宜服之五香连翘,镵[52]去血,傅丹参膏,积日乃差。

余度山岭即患。常服五香汤,傅小豆得消。以下并姚方:

恶核病者,肉中忽有核如梅李,小者如豆粒。皮中惨痛[53],左右走,身中壮热,瘭[54]恶寒是也。此病卒然如起,有毒入腹杀人,南方多有此患。宜服五香连翘汤,以小豆傅之,立消。若余核,亦得傅丹参膏。恶肉病者,身中忽有肉,如赤小豆粒突出,便长如牛马乳,亦如鸡冠状。亦[55]痈宜服漏芦汤,外可以烧铁烙之。日三烙,令稍燋,以升麻膏傅之。

气痛之病,身中忽有一处如打扑之状,不可堪耐,而左右走身中,发作有时,痛静时,便觉其处冷如霜雪所加。此皆由冬温至春暴寒伤之。

宜先服五香连翘数剂，又以白酒煮杨柳皮暖熨之，有赤点点处，宜镵去血也。

五香连翘汤，疗恶肉、恶脉、恶核、瘰疬、风结、肿气痛：木香、沉香、鸡舌香各二两，麝香半两，薰陆一两，夜干[56]、紫葛、升麻、独活、寄生、甘草（炙）、连翘各二两，大黄三两，淡竹沥三升。十三物，以水九升，煮减半，内竹沥取三升，分三服，大良。

漏芦汤，疗痈疽、丹疹、毒肿、恶肉：漏芦、白蔹、黄芩[57]、白薇、枳实（炙）、升麻、甘草（炙）、芍药、麻黄（去节）各二两，大黄三两。十物，以水一斗，煮取三升。若无药，用大黄下之，佳。其丹毒，须针镵去血。

丹参膏，疗恶肉、恶核、瘰疬、风结、诸脉肿：丹参、蒴藋各二两，秦胶、独活、乌头、白及、牛膝、菊花、防风各一两，罔草叶、踯躅花、蜀椒各半两。十二物，切，以苦酒二升，渍之一宿，猪膏四斤，俱煎之，令酒竭，勿过焦，去滓，以涂诸疾上，日五度，涂故布[58]上贴之。此膏亦可服，得大行[59]，即须少少服。《小品》同。

升麻膏，疗丹毒肿热疮：升麻、白蔹、漏芦、芒硝各二两，黄芩[60]、枳实、连翘、蛇衔[61]各三两，栀子二十枚，蒴藋根四两。十物，切，舂令细，纳器中，以水三升，渍半日，以猪脂五升，煎令水竭，去渣，傅之，日五度，若急合，即水煎，极验方。

《葛氏》疗卒毒肿起急痛：柳白皮，酒煮令热，熨上，痛止。

附方

《胜金方》治发脑、发背及痈疽、热疖、恶疮等：腊月兔头，细锉，入瓶内密封，惟久愈佳。涂帛上，厚封之。热痛傅之如冰，频换，差。

《千金方》治发背、痈肿，已溃、未溃方：香豉三升，少与水和，熟捣成泥，可肿处作饼子，厚三分，已上有孔，勿覆，孔上布豉饼，以艾烈[62]其上。灸之使温温而热。勿令破肉，如热痛，即急易之，患当减，快得分稳[63]，一日二度，灸之如先，有疮孔中汁出，即差。

《外台秘要》疗恶寒啬啬[64]，似欲发背，或已生疮肿，瘾疹[65]起。方：消石三两，以暖水一升和，令消，待冷，取故青布揲[66]三重，可似赤处方圆，湿布拓之，热即换。频易，立差。

《集验方》治发背：以蜗牛一百个活者，以一升净瓶入蜗牛，用新汲水一盏，浸瓶中，封系，自晚至明，取出蜗牛放之。其水如涎，将真蛤粉，不以多少，旋调傅，以鸡翎[67]扫之疮上，日可十余度，其热痛止，疮便愈。

崔元亮《海上方》治发背秘法，李北海云此方神授，极奇秘：以甘草三大两（生捣，别筛末），大麦面九两。于大盘中相和，搅令匀，取上等好酥少许，别捻入药，令匀。百沸水搜如饼子剂，方圆大于疮一分。热傅肿上，以油片及故纸隔，令通风，冷则换之。已成脓水，自出；未成，肿便内消。当患肿着药时，常须吃黄耆粥，甚妙。

又一法：甘草一大两，微炙，捣碎，水一大升，浸之。器上横一小刀子，置露中经宿，平明[68]以物搅令沫出，吹沫服之。真但是疮肿发背，皆可服，甚效。

《梅师方》治诸痈疽发背，或发乳房。初起微赤，不急治之，即死。速消方[69]：捣苎根，傅之，数易。

《圣惠方》治附骨疽，及鱼眼疮：用狗头骨，烧烟熏之。

《张文仲方》治石痈坚如石，不作脓者：生章陆根，捣，擦之。燥即易，取软为度。

《子母秘录》治痈疽，痔瘘疮，及小儿丹：水煮棘根汁，洗之。

又方：末蛴螬，傅之。

《小品方》治疽初作：以赤小豆，末，醋和傅之，亦消。

《博济方》治一切痈肿未破，疼痛，令内消：以生地黄杵如泥，随肿大小，摊于布上，糁[70]木香末于中，又再摊地黄一重，贴于肿上，不过三五度。

《日华子》云：消肿毒。水调决明子末，涂。

《食疗》治痈肿：栝楼根，苦酒中熬燥，捣筛之。苦酒和，涂纸上，摊贴，服金石人宜用。

《杨文蔚方》治痈未溃：栝楼根、赤小豆等分，为末，醋调涂。

《千金方》治诸恶肿失治，有脓：烧棘针作灰，水服之，经宿头出。

又方：治痈疮中冷，疮口不合。用鼠皮一枚，烧为灰，细研，封疮口上。

孙真人《食忌》主一切热毒肿：章陆根，和盐少许，傅之，日再易。

《集验方》治肿：柳枝，如脚指大，长三尺，二十枚。水煮令极热，以故布裹肿处，取汤热洗之，即差。

又方：治痈，一切肿未成脓，拔毒。牡蛎白者，为细末，水调涂，干更涂。

又方：治毒热，足肿疼欲脱。酒煮苦参，以渍之。

《外台秘要》治痈肿：伏龙肝，以蒜和作泥，涂用布上，贴之。如干，则再易。

又方：凡肿已溃未溃者，以白胶一片，水渍令软纳纳然[71]，肿之大小[72]，贴当头，上开孔。若已溃还合者，脓当被胶急撮之，脓皆出尽；未有脓者，肿当自消矣。

又方：烧鲤鱼作灰，酢和，涂之一切肿上，以差为度。

又，疗热毒病，攻手足肿，疼痛欲脱。方：取苍耳汁，以渍之。

《肘后方》[73]治毒攻手足肿，疼痛欲断：猪蹄一具，合葱煮，去渣，内少许盐，以渍之。

《经验后方》治一切痈肿无头：以葵菜子一粒，新汲水吞下，须臾即破。如要两处破，服两粒。要破处，逐粒加之，验。

又方：治诸痈不消，已成脓，惧针不得破，令速决。

谨按：雄黄治疮疡，尚矣。

《周礼·疡医》：凡疗疡以五毒攻之。郑康成注云：今医方有五毒之药，作之，合黄堥[74]，置石胆、丹砂、雄黄、矾石、磁石其中，烧之三日三夜。其烟上着，以鸡羽扫取之，以注创，恶肉、破骨则尽出。故翰林学士杨亿尝笔记：直史馆杨嵎年少时，有疡生于颊，连齿辅车[75]外肿若覆瓯，内溃出脓血，不辍吐之，痛楚难忍。疗之百方，弥年不差。人语之，依郑法，合烧药成，注之创中，少顷，朽骨连两牙溃出，遂愈，后更安宁。信古方攻病之速也。黄堥若今市中所货，有盖瓦合也。近世合丹药，犹用黄瓦甑[76]，亦名黄堥，事出于古也。

《梅师方》治产后不自[77]乳儿，畜积乳汁结作痈：取蒲公草，捣，傅肿上，日三四度易之。俗呼为蒲公英，语讹为仆公罂是也。水煮汁服，亦得。

又方：治妬乳乳痈。取丁香，捣末，水调方寸匕，服。

又方：治乳头裂破。捣丁香末，傅之。

《千金方》治妒乳：梁上尘，醋和涂之。亦治阴肿。

《灵苑方》治乳痈，痈初发，肿痛结硬，欲破脓，令一服差。以北来真桦皮，无灰酒服方寸匕，就之卧，及觉，已差。

《圣惠方》主妇人乳痈不消：上用白面半斤，炒令黄色，用醋煮糊，涂于乳上，即消。

《简要济众》治妇人乳痈，汁不出，内结成脓肿，名妒乳。方：露蜂房，烧灰，研，每服二钱，水一中盏，煎至六分，去渣，温服。

又方：治吹妳[78]，独胜散。白丁香半两，捣罗，为散。每服一钱匕，温酒调下，无时服。

《子母秘录》疗吹妳，恶寒状热：猪肪脂，以冷水浸，搨[79]之。热即易，立效。

杨炎《南行方》治吹妳，疼痛不可忍：木通一两，自然铜半两（生用）。三味，捣罗为散，每服二钱，温酒调下，不计时候。

《食医心镜》云：治吹妳，不痒不痛，肿硬如石。以青橘皮二两，汤浸去穰，焙[80]为末。非时温酒下二钱匕。

注释

[1] 羊：通"痒"。"痒"一义同"疡"，疮疡。

[2] 妳发：妳，同"奶"。"奶发"即乳房发痈疽。

[3] 痈疽发背及乳：指乳部或背部的痈疽，即发背（乳）痈（疽）。古人习惯说痈疽发在某部。

[4] 比：《医心方》卷第十五《治痈疽未脓方》作"但"，《外台秘要》卷二十四《痈疽发背杂疗方》作"皆"。

[5] 和：搅和、掺和在一起。

[6] 上：当作"土"。《外台秘要》卷二十四《痈疽发背杂疗方》正作"土"。

[7] 又方：二字疑衍。本条疑非"又方"，而是前方附语。

[8] 羽肢：当作"羽支"，鸟类翅羽两侧的毛。

[9] 宽缚之：《备急千金要方》卷二十二《痈疽》作"缓急得所"，即松紧适宜。

[10] 妒：同"妒"。

[11] 取研……熨之：《外台秘要》卷三十四《乳痈肿方》作"研米槌二枚，煮令热，以絮巾覆乳上，用二槌更互熨肿"，《备急千金要方》卷二十三《肠痈》作"取研米槌二枚，炙熟，以絮及故帛揜乳上，以槌互熨之"。

[12] 生姜：四库本作"干姜"，当从。《外台秘要》卷三十四《乳痈肿方》作"生鱼"。

[13] 分：当作"物"。

[14] 妒方：似当作"妒乳方"。《外台秘要》卷三十四《妒乳疮痛方》作"小品妒乳方"。

[15] 二三……不差：《证类本草·柳华》引作"二三日肿痛不差"，据上下文当作"二三月"。

[16] 水中萍子草：即浮萍，一种常见水生草。

[17] 隐瘮：突起的皮疹，特指皮肤过敏引起的皮疹。瘮，同"疹"。

[18] 痛：用力。

[19] 趂：同"趁"，逐。

[20] 膈（biàn）：皮下经脉隆起如辫绳的样子。

[21] 针角：针刺和拔火罐。

[22] 振（chéng）：触碰。

[23] 食：同"蚀"。

[24] 效方：当作"必效方"。《外台秘要》卷二十四《痈肿方》正引作"必效方"。

[25] 酒：《外台秘要》卷二十四《痈肿方》引作"苦酒"。

[26] 瘭疽：《备急千金要方》卷二十二《瘭（biāo）疽》作"瘭疽"。指局部皮肤炎肿化脓的疮毒，常生于手指头或脚指头。

[27] 肩：《备急千金要方》卷二十二《瘭疽》作"肩背"。

[28] 累累：硬结连续的样子。

[29] 展转：同"辗转"，谓翻来覆去。

[30] 勃：通"傅"，后世作"敷"。

[31] 黶子：亦作"黯子"，指瘭疽中心深色的疮核。《备急千金要方》卷二十二《瘭疽》作"黯子"。

[32] 其厣……小久：《备急千金要方》卷二十二《瘭疽》作"其状不定，有根不浮肿，痛伤之应心，根深至肌，经久"。应心，《外台秘要》卷二十四《瘭疽方》作"痛瘆应心"。小久，六醴斋本、四库本并作"少久"，同"稍久"。

[33] 黯黗：色暗，不鲜明。

[34] 赤：六醴斋本作"毒"。

[35] 炮：四库本作"炰"。

[36] 黄芩：当作"黄芩"。《刘涓子鬼遗方》正作"黄芩"。

[37] 铛（chēng）：一种小型的玩具。

[38] 芒硝上：《刘涓子鬼遗方》作"下芒消，上火"，义长。又，"芒"字上六醴斋本有"后下"二字。

[39] 令：六礼斋本无此字。

[40] 日就浸大：《备急千金要方》卷二十二《痈疽》同方作"日渐大"。

[41] 常：《刘涓子鬼遗方》、《外台秘要》卷二十四《痈疽发背杂疗方》并作"当"。

[42] 在下：《刘涓子鬼遗方》重"下"字，义胜。《外台秘要》卷二十四《痈疽发背杂疗方》作"在下当下"。

[43] 痛令成水：疑当作"令痛成水"。《刘涓子鬼遗方》作"化痈疽成水"。

[44] 酒：疑当作"苦酒"。《千金翼方》卷二十三《薄贴》作"大醋"。

[45] 锡：同"鏊"，平底铁锅，俗称鏊子或鏊盘。

[46] 生参：《普济方》卷一百九十三《卒肿满》中本条作"以生参薄切贴头上核佳"。据知以下阙字为"薄切贴"。

[47] 甘草：似应作"甘蕉"，古方中多见用甘蕉根敷治肿满。《普济方》卷一百九十三《卒肿满》本条作"以甘蕉根捣烂涂患处蕉子不中食"，据知以下阙字为"根捣烂"。

[48] 㶷（róng）：火红色。此用同"融"。

[49] 搜：同"溲"，拌和。

[50] 萆麻人：即蓖麻仁。

[51] 以傅……差：似应作"以傅之，差，此姚方"。

[52] 镵（chán）：刺。

[53] 惨痛：《备急千金要方》卷二十二《痈疽》作"瘆痛"。

[54] 瘭：《备急千金要方》卷二十二《痈疽》作"瘭索"二字。按，"瘭索"为恶寒的样子。

[55] 亦：四库本作"内"，与下文"外"相对。

[56] 夜干：即射干。

[57] 黄芩：当作"黄芩"。

[58] 故布：旧布。
[59] 大行：大便。
[60] 黄苓：当作"黄芩"。
[61] 蛇啣：同"蛇衔"。"啣"为"衔"的俗字。
[62] 烈：《备急千金要方》卷二十二《发背》作"列"。
[63] 分稳：《备急千金要方》卷二十二《发背》作"安稳"。
[64] 啬啬：恶寒的样子。
[65] 瘾癗：同"稳癗"，突起的皮疹。特指皮肤过敏引起的皮疹。
[66] 揲（dié）：折叠。《外台秘要》卷二十四《发背方》作"叠"。
[67] 翎（líng）：鸟翅或尾上长而硬的毛。
[68] 平明：平旦，黎明。
[69] 消方：二字原另起一行，据文义移。
[70] 糁（sǎn）：撒布，混合。
[71] 纳纳然：湿软的样子。
[72] 肿之大小：《备急千金要方》卷二十二《痈疽》作"称大小"，《外台秘要》卷二十四《痈肿方》作"称肿之大小"。
[73] 《肘后方》：六醴斋本作"《又方急》"。
[74] 黄墼（wǔ）：瓦器。《周礼·天官·疡医》贾公彦疏："此言黄墼者，见今时合和丹药者，皆用黄瓦缶为之，亦名黄墼。"
[75] 辅车：牙床。
[76] 鬲（lì）："鬲"的异体字。鼎的一种。
[77] 自：据文义，当作"见"。
[78] 吹妳：即吹奶，证候名。乳房肿胀如吹，属乳腺炎一类。
[79] 榻：当作"拓"，厚敷。
[80] 焙（bèi）：微火烘烤。

治卒发丹火恶毒疮方

《葛氏》大人小儿，卒得恶疮，不可名识者：烧竹菜，和鸡子中黄，涂，差。

又方：取蛇床子合黄连二两，末，粉疮上。燥者，猪脂和，涂，差。

又方：烧蛇皮，末，以猪膏和，涂之。

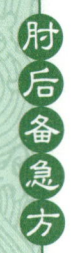

又方：煮柳叶若皮，洗之，亦可内少盐。此又疗面上疮。

又方：腊月猪膏一升，乱发如鸡子[1]大，生鲫鱼一头，令煎[2]，令消尽，又内雄黄、苦参（末）二两[3]，大附子一枚（末），绞令凝，以傅诸疮，无不差。《胡洽》疗痟疽疥，大效。

疮中突出恶肉者：末乌梅屑，傅之。又，末硫黄傅上，燥者[4]，唾和涂之。

恶疮连痂痒痛：捣扁豆[5]封，痂落即差，近方[6]。

注释

[1] 鸡子：《医心方》卷十七《治恶疮方》作"鸭子"。
[2] 令煎：六醴斋本、《医心方》卷十七《治恶疮方》并作"合煎"，可从。
[3] 二两：疑当作"各二两"。
[4] 燥者：道藏本作"燥着"。
[5] 扁豆：《普济方》卷二百七十五《一切恶疮》作"扁竹"。
[6] 近方：当作"近效方"。《普济方》卷二百七十五《一切恶疮》无此二字。

治痟癣疥漆疮诸恶疮方

《小品》疗痟[1]癣疥恶疮方：水银、矾石、蛇床子、黄连各二两，四物捣筛，以腊月猪膏七合，并下水银，搅万度，不见水银，膏成，傅疮，并小儿头疮，良。袭庆宣[2]加菖茹一两，疗诸疮，神验无比。

姚疗痟疥：雄黄一两，黄连二两，松脂二两，发灰如弹丸。四物，熔猪膏与松脂合，热捣，以薄疮上，则大良。

又，疗恶疮[3]粉方：水银、黄连、胡粉（熬令黄）各二两。下筛，粉疮。疮无汁者，唾和之。

小儿身中恶疮：取笋汁，自澡洗，以笋壳作散，傅之，效。

人体生恶疮似火，自烂：胡粉（熬黑）、黄柏、黄连分等。下筛，粉之也。

卒得恶疮：苍耳、桃皮，作屑，内疮中，佳。

头中恶疮：胡粉、水银、白松脂各二两，腊月猪膏四两，合松脂煎，以水银、胡粉合研，以涂上，日再。《胡洽》云：疗小儿头面疮。又一方加黄连二两。亦疗得秃疮。

恶疮雄黄膏方：雄黄、雌黄（并末），水银各一两；松脂二两；猪脂半斤；乱发如鸡子大。以上合煎，去渣，内水银，傅疮，日再。

《效方》恶疮食肉雄黄散：雄黄六分，茼茹、矾石各二分，末疮中，日二。

疗疮方，最去面上粉刺。方：黄连八分，糯米、赤小豆各五分，吴茱萸一分，胡粉、水银各六分。捣黄连等，下筛，先于掌中研水银使极细和药使相入，以生麻油总[4]，稀稠得所[5]，洗疮拭干，傅之。但是疮即疗，神验不传。

甘家松脂膏，疗热疮，尤嚼[6]脓，不瘢无瘢。方：松脂、白胶香、薰陆香各一两，当归、蜡各一两半，甘草一两（并切），猪脂、羊肾脂各半合许，生地黄汁亦半合，以松脂等末，内脂膏、地黄汁中，微火煎令黄，下腊[7]，绞去渣。涂布，贴疮，极有验。甘家秘不能传，此是半剂。

地黄膏，疗一切疮已溃者。及灸贴之，无瘢生肉去脓。神秘方：地黄汁一升，松脂二两，薰陆香一两，羊肾脂及牛酥，各如鸡子大。先于地黄汁煎松脂及香令消，即内羊脂、酥，并更用蜡半鸡子大，一时相和，缓火煎，水尽膏成，去渣，涂帛，贴疮，日一二易。加故绯一片，乱发一鸡子许大，疗年深者，十余日即差，生肉秘法。

妇人颊上疮，差后每年又发。甘家秘方，涂之永差：黄矾石二两（烧令汁尽），胡粉一两，水银一两半，捣筛。矾石、胡粉更筛，先以片许猪脂于瓷器肉[8]，熟研水银令消尽，更加猪脂，并矾石、胡粉，和使黏稠，洗面疮以涂上。又别熬胡粉令黄，涂膏讫，则傅此粉，数日即差。甘家用大验。

疗瘑疮，但是腰脚[9]已下，名为瘑。此皆有虫食之，虫死即差，此方立验：醋泔淀[10]一碗，大麻子一盏，白沙、盐末各一抄，和掩以傅疮，干更傅。先温泔净洗，拭干，傅一二度，即差。孔如针穴，皆虫食，大验。

《效方》恶疮三十年不愈者：大黄、黄芩、黄连各一两，为散，洗疮

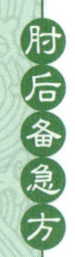

净，以粉之。日三，无不差。又，黄柏分等亦佳。

《葛氏》疗白秃方：杀猪即取肚，破去屎，及热以反拓头上。须臾，虫出着肚。若不尽，更作取，令无虫即休。

又方：末藜芦，以腊月猪膏和涂之。五月漏芦草烧作灰，膏和使涂之。皆先用盐汤洗，乃傅。

又方：羊蹄草根，独根者，勿见风日及妇女鸡犬，以三年醋研和如泥，生布拭疮令赤，以傅之。

姚方，以羊肉如作脯法，炙令香及热，以拓上，不遇三四日，差。

又方：先以皂荚汤热洗，拭干，以少油麻[11]儿涂，再三，即差。

附方

《千金方》治遍身风痒生疮疥：以蒺藜子苗，煮汤洗之，立差。《千金翼方》同。

又方：茵陈蒿不计多少，煮浓汁，洗之，立差。

《千金翼方》疮癣初生或始痛痒：以姜黄傅之，妙[12]。

又方：嚼盐，涂之，妙。

又方：漏瘤疮湿，癣痒浸淫，日瘙痒不可忍，搔之黄水出，差后复发。取羊蹄根，去土，细切，捣，以大醋和，净洗傅上一时间，以冷水洗之，日一傅，差。若为末傅之，妙。

《外台秘要》治癣疮方：取蟾蜍[13]，烧灰，末，以猪脂和傅之。

又方：治干癣，积年生痂，瘙[14]之黄水出，每逢阴雨即痒。用斑蝥半两，微炒为末，蜜调，傅之。

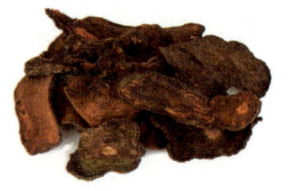

何首乌

又，治疥方：捣羊蹄根，和猪脂涂上，或着盐少许，佳。

《斗门方》治疥癣：用藜芦，细捣为末，以生油调，傅之。

王氏《博济》治疥癣，满身作疮，不可治者：何首乌、艾等分。以水煎令浓，于盆内洗之，甚能解痛，生肌肉。

《简要济众》治癣疮久不差：羊蹄根，捣，绞取汁，用调腻粉少许，如膏，涂傅癣上，三五遍，即差。如干，即猪脂调和傅之。

《鬼遗方》治疥癣：松胶香，研细，约酌入少轻粉，衮[15]令匀。凡疥癣上，先用油涂了，擦末，一日便干，顽者三两度。

《圣惠方》治癣湿痒：用楮叶半斤，细切，捣烂，傅癣上。

《杨氏产乳》疗疮疥：烧竹叶为末，以鸡子白和之，涂上，不过三四次，立差。

《十全方》治疥疮：巴豆十粒，火炮过黄色，去皮膜。上顺手[16]研如面，入酥少许，腻粉少许，同研匀。爪破，以竹篦子点药，不得落眼裹及外肾[17]上。如熏炙着外肾，以黄丹涂，甚纱。

《经验方》治五般疮癣：以韭根，炒存性，旋捣末，以猪脂油调，傅之。三度，差。

《千金方》疗漆疮：用汤渍芒硝令浓，涂之。干即易之。

谭氏治漆疮：汉椒汤洗之，即愈。

《千金翼》治漆疮：羊乳傅之。

《集验方》治漆疮：取莲叶干者一斤，水一斗，煮取五升。洗疮上，日再，差。

《斗门方》治漆咬：用韭菜，研，傅之。《食医心镜》同。

《千金方》主大人小儿，风瘙瘾疹，心迷闷方：巴豆二两，槌破，以水七升，煮取三升，以帛染拭之。

《外台秘要》涂风疹：取枳实，以醋渍令湿，火炙令热。适寒温，用熨上，即消。

《斗门方》治瘾疹：楝皮，浓煎，浴之。

《梅师方》治一切疹：以水煮枳壳为煎，涂之。干即又涂之。

又方：以水煮芒硝涂之。

又，治风瘾疹方：以水煮蜂房，取二升，入芒硝，傅上。日五度，即差。

《圣惠方》治风瘙瘾疹，遍身痒成疮：用蚕砂一升，水二斗，煮取一斗二升，去渣。温热得所，以洗之，宜避风。

《千金翼》疗丹瘾疹方：酪和盐热煮，以摩之，手下消。

又，主大人小儿风疹。茱萸一升，酒五升，煮取一升，帛染拭之。

《初虞世[18]》治皮肤风热，遍身生瘾疹：牛蒡子、浮萍等分，以薄荷汤调下二钱，日二服。

《经验后方》治肺毒疮如大风疾,绿云散:以桑叶好者,净洗过。熟蒸一宿后,日干为末,水调二钱匕,服。

《肘后方》[19]治卒得浸淫疮,转有汁,多起心[20],早治之,续[21]身周匝则杀人:以鸡冠血傅之,差。

《圣惠方》治反花疮:用马齿苋一斤,烧作灰,细研,猪脂调,傅之。

又方:治猪疮䯒肉如蝘[22],出数寸。

用硫黄一两,细研,䯒肉上薄涂之,即便缩。

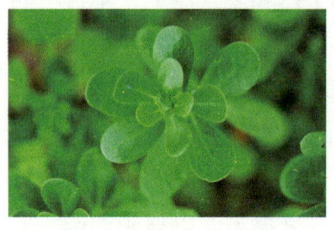

马齿苋

《鬼遗方》治一切疮肉出:以乌梅烧为灰,研末,傅上,恶肉立尽,极妙。

《简要济方》傅疮药:黄药子四两,为末,以冷水调,傅疮上,干即旋傅之。

《兵部手集》治服丹石人有熟疮,疼不可忍。方:用纸环围肿处,中心填硝石令满,匙抄水淋之。觉其不热,疼即止。

治头疮,及诸热疮:先用醋少许,和水净洗,去痂,再用温水洗,裹干[23]。百草霜,细研,入腻粉少许,生油调涂,立愈。

治恶疮。唐人记其事云:江左尝有商人,左膊上有疮如人面,亦无它苦。商人戏滴酒口中,其面亦赤色,以物食之,亦能食,食多则宽,膊内肉胀起;或不食之,则一臂痹。有善医者,教其历试诸药,金石草木之类,悉试之,无苦,至贝母,其疮乃聚眉闭口。商人喜曰:此药可治也。因以小笔筒毁其口,灌之,数日成痂,遂愈。然不知何疾也。谨按:《本经》主金疮,此岂金疮之类欤?

> **注释**
>
> [1] 瘑(guō):疮。《广韵》卷二《七歌》:"瘑,疮也。"皮肤疥、疽等疮。
> [2] 袭庆宣:当作"龚庆宣",形近之误。
> [3] 恶疮:本方《外台秘要》卷三十《瘑疮方》引《删繁》主治"瘑疮多汁"。
> [4] 总:聚合,调和。

［5］得所：得宜。
［6］唧：吸吮。此谓该方善引流排脓。
［7］腊：六醴斋本作"蜡"。
［8］肉：当作"内"。道藏本、四库本、六醴斋本并作"内"。
［9］腰脚：腰腿。
［10］醋泔淀：酸泔水下的沉积物。
［11］麻：六醴斋本作"摩"，四库本作"麻油"。
［12］玅：同"妙"。
［13］蟾蜍：同"蟾蜍"，即蛤蟆。
［14］瘙：同"搔"。道藏本作"搔"。
［15］衮：同"滚"，翻转。
［16］顺手：谓顺时针方向。
［17］外肾：指睾丸。
［18］初虞世：宋代医家，字和甫，居于灵泉山（今河南襄城），后为僧人。著有《古今录验养生必用方》（简称《养生必用方》）、《初虞世方》等书。
［19］《肘后方》：六醴斋本作"《又方急》"。
［20］多起心：《外台秘要》卷二十九《侵淫疮》引作"多起于心"。
［21］续：《外台秘要》卷二十九《侵淫疮》引作"绕"。
［22］螳：同"蚁"。
［23］裛干：以吸水物吸干水分。裛，亦作"挹""抑"。干，《济生方》卷八《丁疮》同方作"干后"。

治卒阴肿痛癞卵方

《葛氏》男子阴卒肿痛方：灸足大指第二节下横文理正中央，五壮，佳。姚云：足大指本，三壮。

又方：桃核中仁，熬，末，酒服如弹丸。姚云：不过三。

又方：灶中黄土，末，以鸡子黄和傅之。蛇床子，末，和鸡子黄傅之，亦良。

又方：捣芜菁根，若马鞭草，傅，并良。姚同。

又方：鸡翻[1]六枚（烧），并蛇床子（末）。分等，合服少[2]，随卵左右傅卵，佳[3]。姚方无蛇床子。

小儿阴疝，发时肿痛：依仙翁前灸法，随左右灸，差。

随[4]痛如刺方：但服生夜干汁取下，亦可服丸药下之。云作走马汤，亦在尸注中有[5]。

阴丸卒缩入腹，急痛欲死，名阴疝：狼毒四两，防风二两，附子三两[6]（烧）。蜜丸，服三丸，如桐子大，日夜三度。

阴茎中，卒痛不可忍：雄黄、矾石各二两，甘草一尺。水五升，煮取二升，渍。姚云：疗大如斗者。

《葛氏》男子阴疮损烂：煮黄柏洗之，又白蜜涂之。

又方：黄连、黄柏分等，末之。煮取肥猪肉汁，渍疮讫，粉之。

姚方：蜜煎甘草，末，涂之。比者[7]见有阴头肿，项下疮欲断者，猪肉汁渍，依姚方，即神效。

阴痒汁出：嚼生大豆黄，涂之。亦疗尿灰疮。

姚疗阴痒生疮：嚼胡麻，涂之。

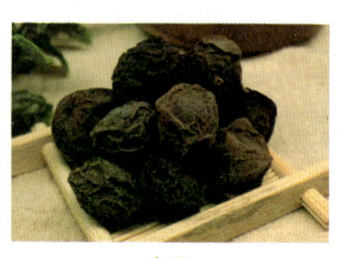

乌梅

葛疗阴囊下湿痒，皮剥：乌梅十四枚，钱四十文，三指撮医，苦酒一升。于铜器内总渍九日，日洗之。又，煮槐皮若黄柏汁及香叶汁，并良。

疗人阴生疮，浓[8]出白[9]方：高昌白矾一小两（捣细），麻仁等分（研），炼猪脂一合于瓷器中，和搅如膏。然后取槐白皮，切，作汤以洗疮上，拭令干。即取膏涂上，然后以楸叶帖[10]上，不过三。

又，阴疮有二种。一者作白[11]脓出，曰阴蚀疮；二者但亦[12]作疮，名为热疮。若是热[13]，即取黄柏一两，黄芩一两，切，作汤洗之。仍取黄连、黄柏，作末傅之。

女子阴疮：末硫黄傅上。姚同。又，烧杏仁，捣，涂之。

又方：末雄黄、矾石各二分，麝香半分。捣，傅。姚同。

若阴中痛：矾石二分（熬），大黄一分，甘草半分。末，绵裹如枣，以导之，取差。

若有息肉突出：以苦酒三升，渍乌喙五枚，三日，以洗之。日夜三四度。

若苦痒，搔之痛闷：取猪肝，炙热，内阴中，当有虫着肝。

小儿秃[14]方：取白头翁根，捣，傅一宿，或作疮，二十日愈。

灸癞：但灸其上，又灸茎上，又灸白小腹脉上，及灸脚大指三中，灸一壮[15]。又，灸小指头，随癞左右着灸。

姚氏方：杨柳枝如足大指大，长三尺，二十枚。水煮令极热，以故纸及氊掩肿处。取热柳枝，更取[16]拄之，如此取得差，止。

又，卵癞。熟捣桃仁，傅之。亦疗妇人阴肿，燥即易之。

《小品》牡丹散，疗癞偏大气胀。方：牡丹、防风、桂心、豉（熬）、铁精分等。合捣下，服方寸匕。小儿一刀圭，二十日愈，大良。婴儿以乳汁和如大豆与之。

不用药法，疗癞必差方：令病人自把糯米饼子一枚，并皂荚刺一百个，就百姓间坐社处[17]。先将皂荚刺分合社人、社官，三老[18]已下各付一针，即出饼子示。从头至尾，皆言从社官已下，乞针搥[19]。社人问云：搥何物？病人云：搥人魁。周匝[20]总遍讫，针并插尽。即时饼[21]却到家，收掌于一处，饼干，癞不觉自散，永差，极神效。

附方

《千金方》有人阴冷，渐渐冷气入阴囊，肿满恐死，日夜疼闷不得眠：取生椒，择之令净，以布帛裹着丸囊[22]，令厚半寸。须臾热气大通，日再易之，取消，差。

又，《外台秘要》方：煮大蓟根汁，服之，立差。

《梅师方》治卒外肾偏肿疼痛：大黄，末，和醋涂之，干即易之。

又方：桂心，末，和水调方寸匕，涂之。

又方：治卒外肾偏疼。皂荚和皮为末，水调，傅之，良。

《初虞世方》治水癞[23]偏大，上下不定，疼痛：牡蛎（不限多少，盐泥固济，炭三斤，煅[24]令火尽，冷，取二两），干姜一两（炮）。右为细末，用冷水调。稀稠得所，涂病处，小便利，即愈。

《经验方》治丈夫本脏气伤膀胱连小肠等气：金铃子一百个（温汤浸过，去皮），巴豆二百个（槌微破），麸二升。同于铜锅内炒，金铃子赤熟为度，放冷，取出，去核为末，每服三钱，非时，热酒、醋汤调并得，其麸、巴豆不用也。

《外台秘要》治膀胱气急，宜下气：芫花，捣，和食盐末，二物等分。以绵裹如枣大，内下部，或下水恶汁，并下气，佳。

又，治阴下湿。吴茱萸一升，水三升，煮三沸，去渣，洗，痒差。

又，治阴头生疮。以蜜煎甘草，涂之，差。

《千金方》治丈夫阴头痛，师所不能治：乌贼鱼骨末，粉傅之，良。

又，《千金翼方》：鳖甲一枚，烧令末，以鸡子白和，傅之，良。

注释

[1] 鸡翮（hé）：鸡翅羽。
[2] 少：《外台秘要》卷二十六《阴卒肿痛方》引《千金》作"少许"。
[3] 傅卵，佳：《外台秘要》卷二十六《阴卒肿痛方》作"取鸡羽"。
[4] 随：当作"肿"。《证类本草·射干》引本方谓"治小儿疝发时肿痛如刺"。
[5] 亦在尸注中有：走马汤现载于《救卒客忤死方》中。
[6] 防风……三两：《外台秘要》卷二十六《阴㿗肿缩方》、《医心方》卷七《治阴卵入腹急痛方》并作"防葵一两，附子二两"。
[7] 比者：近来。
[8] 浓：四库本作"脓"。
[9] 白：《外台秘要》卷二十六《阴疮方》、《普济方》卷三百一《阴㖄蚀疮方》并作"作白"。《证治准绳》卷一百十一《阴疮》作"成坎"，义近。并指疮中脓出尽后的空穴。
[10] 帖：用同"贴"，粘贴。
[11] 白：《外台秘要》卷二十六《阴边粟疮》作"白"。
[12] 亦：《外台秘要》卷二十六《阴边粟疮》引《必效》作"赤"。
[13] 热：《外台秘要》卷二十六《阴边粟疮》引《必效》作"热疮"。
[14] 小儿秃：据上下文，当作"小儿癞（颓）"。《外台秘要》卷三十六《小儿疝气阴癞方》引《小品》作"小儿阴癞"。
[15] 又灸……一壮：据文义，"白"字衍，"三"当作"三毛"，"灸一壮"当作"各一壮"。
[16] 更取：《外台秘要》卷二十六《疝气及癞方》作"更互"，谓轮替。
[17] 坐社处：谓乡里聚集之处。社，古代的基层行政系统，与今

"村"相似。
[18]三老：这里指乡里主事的官员。
[19]捶：诸本同，《普济方》卷三百二十六《下部诸疾》引作"摇"，义皆不合。据文义当作"插"，下文正有"针并插尽"之语。
[20]周匝：环周。此指所有人。
[21]即时饼：四库本作"即持饼"。
[22]丸囊：这里指阴囊。
[23]癫："颓"的后起分化字。
[24]煆：当作"煅"。

治目赤痛暗昧刺诸病方

伤寒方末，亦有眼方。

姚方，目中冷泪出，皆赤痒，乳汁煎方：黄连三分，蕤仁二分，干姜四分。以乳汁一升，渍一宿，微火煎取三合，去渣。取米大，傅眦。

睛为所伤损破方：牛旋[1]，日二点，避风。黑睛破，亦差。

附方

《范注方》主目中泪出，不得开，即刺痛方：以盐如大豆许，内目中习习[2]，去盐，以冷水数洗目，差。

《博济方》治风毒上攻，眼肿痒涩，痛不可忍者，或上下睑[3]皆赤烂，浮肾[4]瘀肉侵睛，神效驱风散：五倍子一两，蔓荆子一两半，同杵，末，每服二钱，水二盏，铜石器内煎及一盏，澄汁。热淋洗，留汁二服，又依前煎淋洗。大能明眼目，去涩痒。

《简要济众》治肝虚，目睛疼，冷泪不止，筋脉痛，及眼羞明怕日，补肝散：夏枯草半两，香附子一两。共为末，每服一钱，腊茶[5]调下，无时。

《圣惠方》治眼痒急，赤涩，用犬胆汁注目中。

又方：治风赤眼。以地龙十条，炙干为末，夜卧以冷茶调下，二钱匕。

又方：治伤寒热，毒气攻眼，生白翳。用乌贼鱼骨二两，不用大皮[6]，杵末，入龙脑少许，更研令细，日三四度，取少许点之。

又方：治久患内障眼。车前子、干地黄、麦门冬等分。为末，蜜丸，如梧桐子大，服屡效。

治目方用黄连多矣，而羊肝丸尤奇异：取黄连（末）一大两，白羊子肝一具（去膜）。同于砂盆内研，令极细，众手搦[7]为丸，如梧桐子。每食以暖浆水吞二七枚，连作五剂，差。但是诸眼目疾及障翳、青盲，皆主之。禁食猪肉及冷水。刘禹锡云：有崔承元者，因官治一死罪囚出活之。因后数年，以病自致死。一旦，崔为内障所苦，丧明，逾年后，半夜欢息。独坐时，闻阶除[8]问悉窣[9]之声。崔问为谁，曰：是昔所蒙活者囚，今故报恩至此。遂以此方告讫而没。崔依此合服，不数月眼复明，因传此方于世。

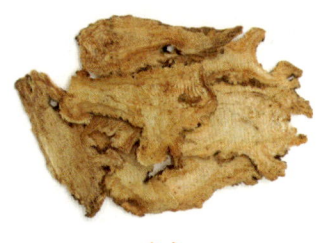

当归

又方：今医家洗眼汤。以当归、芍药、黄连等分，停细，以雪水，或甜水，煎浓汁，乘热洗，冷即再温洗，甚益眼目。但是风毒、赤目、花翳等，皆可用之。其说云：凡眼目之病，皆以血脉凝滞使然，故以行血药，合黄连治之。血得热即行，故乘热洗之。用者无不神效。

又方：治雀目不计时月。用苍术二两，捣罗为散，每服一钱，不计时候。以好羊子肝一个，用竹刀子批破，糁[10]药在内，麻绳缠定，以粟米泔一大盏，煮熟为度。患人先熏眼，药气绝，即吃之。《简要济众》治小儿雀目。

《梅师方》治目暗，黄昏不见物者：以青羊肝，切，淡醋食之，煮亦佳。

又方：治眼睛无故突一二寸者，以新汲水灌渍睛[11]中，数易水，睛自入。

崔元亮《海上方》着此三名，一名西国草，一名毕楞伽，一名覆盆子。治眼暗不见物，冷泪浸淫不止，及青盲、天行目暗等。取西国草，日暴干，捣令极烂，薄绵裹之。以饮男乳汁[12]中浸如人行八九里久，用点目中，即仰卧。不过三四日，视物如少年。禁酒油面。

《千金方》点小儿黑花眼翳涩痛：用贝齿[13]一两，烧作灰，研如面，入少龙脑，点之，妙。

又方：常服明目洞视。胡麻一石，蒸之三十遍，末，酒服，每日一升。

又方：古方明目黑发。槐子，于牛胆中渍，阴干，百日。食后吞一枚，十日身轻，三十日白发黑，百日内通神。

孙真人《食忌》主眼有翳：取芒消一大两，置铜器中，急火上炼之。放冷后，以生绢细罗[14]，点眼角中，每夜欲卧时一度点，妙。

《经验方》退翳明目白龙散：马牙消光净者，用厚纸裹，令按实。安在怀内着肉处，养一百二十日，取出，研如粉，入少龙脑，同研细。不计年岁深远，眼内生翳膜，渐渐昏暗，远视不明，但瞳人不破散，并医得。每点用药末两米许，点目中。

又方：治内外障眼。苍术四两（米泔浸七日，逐日换水后，刮去黑皮，细切，入青盐一两，同炒。黄色为度，去盐不用），木贼二两（以童子小便浸一宿，水淘，焙干）。同捣为末，每日不计时候。但饮食蔬菜内调下一钱匕，服甚验。

《经验后方》治虚劳眼暗：采三月蔓菁花，阴干，为末。以井花水，每空心调下二钱匕。久服长生，可读夜书。

《外台秘要》主目翳及弩肉[15]：用矾石最白者，内[16]一黍米大于翳上及弩肉上，即冷泪出，绵拭之。令恶汁尽，其疾日日减，翳自消薄，便差。矾石须真白好者，方可使用。

又，补肝散，治三十年失明。蒺藜子，七月七日收，阴干，捣散，食后，水服方寸匕。

又，疗盲。猪胆一枚，微火上煎之。可丸如黍米大，内眼中，食顷，良。

又方：治翳如重者。取猪胆白皮，曝干，合作小绳子如麄[17]钗股大小，烧作灰，待冷，便以灰点翳上，不过三五度，即差。

又方：轻身，益气，明目。芜菁子一升，水九升，煮令汁尽，日干。如此三度，捣末，水服方寸匕，日三。

《斗门方》治火眼：用艾烧令烟起，以碗盖之，候烟上碗成煤，取下，用温水调化，洗火眼，即差。更入黄连，甚妙。

《广利方》治眼筑损,努肉出:生杏仁七枚,去皮,细嚼,吐于掌中,及热,以绵裹筋头[18],将点努肉上,不过四五度,差。

《药性论》云:空心用盐揩齿,少时吐水[19]中,洗眼,夜见小字,良。

顾含养嫂失明,含尝药视膳,不冠不食。嫂目疾,须用蚺蛇胆,含计尽求不得。有一童子,以一合授含,含开乃蚺蛇胆也。童子出门,化为青鸟而去,嫂目遂差。

注释

[1] 涟:尿。《本草纲目·牛》、《普济方》卷八十二《外物伤目》并作"涎"。

[2] 习习:痛痒的样子。

[3] 脸:当作"睑"。形近之误。

[4] 肾:同"瞖",特指眼中障瞖。

[5] 膱茶:茶的一种。膱,同"腊",此指早春。以其汁泛乳色,与溶蜡相似,故"膱茶"也称蜡茶。

[6] 大皮:六醴斋本作"肉皮",义长。

[7] 捼:同"捻",亦同"捏"。搓捏药丸。

[8] 阶除:台阶。

[9] 悉窣:即"窸窣",形容轻微细碎之声。

[10] 糁:杂和。引申指布撒。

[11] 睛:六醴斋本作"眼"。目珠为睛,目眶之内为眼。

[12] 男乳汁:指喂养男儿的母乳。

[13] 具齿:四库本作"贝齿"。

[14] 罗:细筛的一种。此指用罗筛东西。

[15] 努肉:当作"胬肉",眼病名,即翼状胬肉,通称"胬肉攀睛",指赤肉由眦角渐向白睛乃至黑睛生长的病证。

[16] 内:同"纳",放置。

[17] 麤:"粗"的异体字。

[18] 裹筋头:《医心方》卷五《治耳聋方》作"缠饬头"。

[19] 水:六醴斋本作"手"。

治卒耳聋诸病方

《葛氏》耳卒聋：取鼠胆，内耳内，不过三，愈。有人云：侧卧沥一胆尽。须臾，胆汁从下边出，初出益[1]聋，半日顷，乃差。治三十年老聋。

又方：巴豆十四枚（捣），鹅脂半两，火镕，内巴豆，和取如小豆，绵裹内耳中，差。日一易。姚云：差三十年聋。

若卒得风，觉耳中悦悦[2]者：急取盐七升，甑蒸使热，以耳枕盐上，冷复易。亦疗耳卒疼痛，蒸熨。

又方：栝楼根，削令可入耳，以腊[3]月猪脂煎，三沸出，塞耳，每日作，三七日，即愈。

姚氏，耳痛有汁出方：熬杏仁，令赤黑，捣如膏，以绵裹塞耳，日三易，三日即愈。

聤耳[4]，耳中痛，脓血出。方：月下灰，吹满耳，令深入，无苦，即自出。

耳聋，菖蒲根丸：菖蒲根一寸，巴豆一粒（去皮、心）。二物合捣，筛，分作七丸，绵裹，卧即塞。夜易之，十日立愈。黄汁，立差。

耳中脓血出方：细附子末，以葱涕和灌耳中，良。单葱涕亦佳，侧耳令入耳。

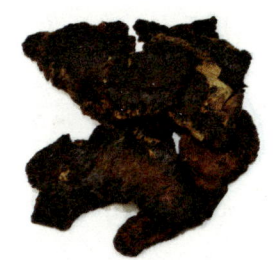

生地黄

耳中常鸣方：生地黄，切，以塞耳，日十数易。

《小品》疗聤耳，出脓汁。散方：矾石二两（烧），黄连一两，乌贼鱼骨一两，三物为散，即如枣核大，绵裹塞耳，日再易，更加龙骨。

耳聋巴豆丸：巴豆一枚（去心、皮），斑蝥一枚（去翅、足）。二物，合捣筛，绵裹塞耳中，再易，甚验。云：此来所用，则良。

又方：磁石、菖蒲、通草、薰陆香、杏仁、草麻、松脂，捣筛为末，分等。蜡[5]及鹅脂和硬，和为丸，稍长，用钗子穿心为孔。先去耳塞，然后内于药，日再。初着痒，及作声。月余，总差。殿中侯监效。

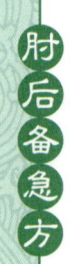

耳卒痛：蒸盐熨之。

痛不可忍，求死者：菖蒲、附子各一分，末，和乌麻油，炼，点耳中，则立止。

聤[6]耳，脓血出：车辖脂[7]，塞耳中，脓血出尽，愈。

附方

《肘后方》疗耳卒肿，出脓水。方：矾石，烧，末，以笔管吹耳内，日三四度，或以绵裹塞耳中，立差。

《经验方》治底耳[8]。方：用桑螵蛸一个，慢火炙，及八分熟，存性，细研，入麝香一字[9]，为末，糁在耳内。每用半字，如神效。如有脓，先用绵包子撚[10]去，次后糁药末入耳内。

又方：治耳卒聋。巴豆一粒，蜡裹针刺，令通透，用塞耳中。

《梅师方》治耳久聋：松脂三两（炼），巴豆一两。相和，熟捣可丸，通过[11]，以薄绵裹，内耳孔中塞之，日一度易。

《圣惠方》治肾气虚损，耳聋：用鹿肾一对，去脂膜，切，于豉汁中入粳米二合，和煮粥，入五味之法调和，空腹令[12]之，作羹及酒并得。

《杜壬方》治耳聋，因肾虚所致，十年内一服愈：蝎至小者四十九枚，生姜如蝎大四十九片，二物铜器内炒，至生姜干为度。为末，都作一服，初夜温酒下，至二更尽，尽量饮酒，至醉不妨。次日耳中如笙簧[13]，即效。

《胜金方》治耳聋，立效：以干地龙，入盐，贮在葱尾[14]内，为水，点之。

《千金方》治耳聋：以雄黄、硫黄等分，为末，绵裹，塞耳中。

又方：酒三升，渍牡荆子一升，碎之，浸七日，去渣任性服尽，三十年聋，差。

又方：以醇酢，微火煎附子，削令尖，塞耳，效。

《外台秘要》治聋：芥子捣碎，以人乳调和，绵裹，塞耳，差。

《杨氏产乳方》疗耳鸣，无昼夜：乌头（烧作灰）、菖蒲等分，为末，绵裹，塞耳中，日再用，效。

注释

[1] 益：更。
[2] 怳怳：同"恍恍"，朦胧不清的样子。
[3] 膱：同"腊"。
[4] 聤耳：中医病证名。因外感风热、污水灌耳所致的耳道流脓、听力障碍之证。
[5] 螪：同"蜡"。
[6] 聤：原书左侧坏字，据文义补正。
[7] 车辖脂：车轴卡键上的油脂。辖，车轴两头的金属键，用以卡住车轮，不使脱落。
[8] 底耳：同"聤耳"。
[9] 一字：古人以铜钱抄取散药，钱面抄满药不滑脱为一钱匕，取其四分之一为一字。后文之"半字"则是再取半。
[10] 撚：同"捻"，谓沾去（脓液）。
[11] 通过：谓在药丸上扎透孔。
[12] 令：六醴斋本作"食"。《寿亲养老新书》卷一《食治耳聋耳鸣诸方》、《普济方》卷五十三《耳聋诸疾》并同。
[13] 笙簧：指笙乐之声。
[14] 葱尾：指葱的绿色管状部分。

治卒食噎不下方

《葛氏方》取少蜜含之，即立下。

又方：取老牛涎沫，如枣核大，置水中，饮之。终身不复患噎也。

附方

《外台秘要》治噎：羚羊角屑一物，多少自在，末之，饮服方寸匕。亦可以角摩噎上，良。

《食医心镜》治卒食噎：以陈皮一两，汤浸去穰，焙，为末。以水一大盏，煎取

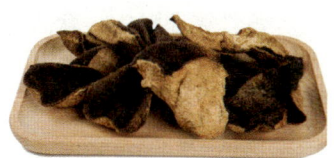

陈皮

半盏,热服。

《圣惠方》治膈气,咽喉噎塞,饮食不下:用碓[1]觜[2]上细糠,蜜丸,弹子大,非时含一丸,咽津。

《广五行记》云:永徽中,绛[3]州僧,病噎不下食,告弟子:吾死之后,便可开吾胸喉,视有何物。言终而卒。弟子依言而开视胸中,得一物,形似鱼,而有两头,遍体是肉鳞,弟子置器中,跳跃不止,戏以诸味,皆随化尽。时夏中,蓝[4]多作淀[5],有一僧以淀置器中,此虫遂遶[6]器中走,须臾化为水。

注释

[1] 碓(duì):古代舂米时在石臼中锤击稻料去掉稻壳的锤杵。
[2] 觜:同"嘴",这里指碓锤的锤头部。
[3] 绛:绛州,今山西省新绛县。
[4] 蓝:蓼科草本植物,可加工成靛青作染料。《说文》:"蓝,染青草也。"
[5] 淀:这里指沉淀物。
[6] 遶:"绕"的异体字。

治卒诸杂物鲠不下方

食诸鱼骨鲠[1]:以鱼骨于头上,立即愈下[2]。云[3]:謦咳[4]即出。
又方:小嚼薤白,令柔。以绳击[5]中,持绳端,吞薤到鲠处,引之,鲠当随出。
疗骨鲠:仍[6]取所余者骨,左右手反覆掷背后,立出。
杂物鲠方:解衣带,目窥下部,不下即出。
又方:好蜜,以匕抄,稍稍咽之,令下。
鱼骨鲠在喉中,众法不能去者,方:取饴糖,丸如鸡子黄大,吞之。不去,又吞,以渐大作丸,用得效。

附方

《斗门方》治骨鲠:用鹿角为末,含津咽下,妙。

又,《古今录验》疗鱼鲠骨横喉中,六七日不出。取鲤鱼鳞皮,合烧作屑,以水服之则出,未出,更服。

《胜金方》治小儿大人一切骨鲠,或竹木签刺喉中不下。方:于腊月中,取鳜鱼胆,悬北檐下,令干。每鱼鲠,即取一皂子许,以酒煎化,温温呷。若得逆,便吐,骨即随顽涎出。若未吐,更吃温酒。但以吐为妙。酒即随性量力也。若未出,更煎一块子[7],无不出者。此药但是鲠物在脏腑中,日久痛,黄瘦甚者,服之皆出。若卒求鳜鱼不得,蠡鱼、鲩鱼、鲫鱼俱可。腊月收之,甚佳。

孟诜云:人患卒瘂[8]。

取杏仁三分(去皮、尖,熬,别杵),桂一分,和如泥,取李核,用绵裹含,细细咽之。日五夜三。

注释

[1] 鲠:鱼骨或杂骨、杂物卡于喉部之疾。
[2] 以鱼……愈下:《外台秘要》卷八《诸骨哽方》作"以鱼骨插于头上,则立下"。
[3] 云:《外台秘要》卷八《诸骨哽方》作"陶云"。
[4] 謦(qǐng)咳:咳嗽。《说文》:"謦,咳也。"
[5] 击:据文义当作"系"。《外台秘要》卷八《诸骨哽方》引张文仲同方正作"系"。
[6] 仍:再,又。按,《外台秘要》卷八《诸骨哽方》此上多一条:"白雄鸡左右翮大毛各一枚,烧末,水服一刀圭也。"据此"仍"字,本方之上当据补该条。
[7] 一块子:似当作"一皂子许"。
[8] 瘂:同"哑",不能发音之疾。

治面皰发秃身臭心惛鄙丑方

《葛氏》疗年少气充,面生皰[1]疮:胡粉、水银,腊月猪脂和,熟研,令水银消散,向暝以粉面,晓拭去。勿水洗,至暝又涂之。三度,即差。姚方同。

又方：涂麋脂，即差。

又方：三岁苦酒，渍鸡子三宿，软，取白，以涂上。

《隐居效方》皰疮方：黄连、牡蛎各二两。二物，捣筛，和水作泥，封疮上，浓汁粉之，神验。

冬葵散：冬葵子、柏子仁、茯苓、瓜瓣各一两。四物，为散，食后服方寸匕，日三，酒下之。

面多䵟黵[2]，或似雀卵色者：苦酒煮术，常以拭面，稍稍自去。

又方：新生鸡子一枚，穿去其黄，以朱[3]末一两内中，漆固（别方云：蜡塞以鸡伏着），例[4]出取涂面，立去而白。

又，别方出西王母枕中，陈朝张贵妃常用膏方：鸡子一枚，丹砂二两，末之。仍云安白鸡腹下伏之，余同。鸡子令面皮急而光滑，丹砂发红色。不过五度傅面，面白如玉，光润照人，大佳。

卒[5]病余，面如米粉傅者：熬矾石，酒和涂之。姚云：不过三度。

疗人头面患疿疮[6]方：雄黄、硫黄、矾石，末，猪脂和，涂之。

又方：取生树木孔中蚛汁拭之。末桂，和傅上，日再三。

又方：蛇蜕皮，熟以磨之，数百度，令热，乃弃草中，勿顾。

疗人面体黎黑[7]，肤色麤[8]陋，皮厚状丑：细捣羖羊胫骨，鸡子白和傅面，干，以白粱米泔汁洗之。三日如素，神效。

又方：芜菁子二两，杏仁一两（并捣破），栝楼（去子囊[9]），猪胰五具。淳酒和，夜傅之。寒月以为手面膏。别方云：老者少，黑者白。亦可加土苽根一两，大枣七枚，自[10]渐白悦。姚方：猪胰五具，神验。

《隐居效验方》面黑令白，去黵方：乌贼鱼骨、细辛、栝楼、干姜、椒各二两。五物，切，以苦酒渍三日，以成炼牛髓二斤煎之，苦酒气尽药成，以粉面，丑人特异鲜好，神妙方。

又，令面白如玉色方：羊脂、狗脂各一升，白芷半升，甘，草一尺，半夏半两，乌喙十四枚。合煎，以白器成[11]，涂面，二十日即变。兄弟不相识，何况余人乎？

《传效方》疗化面方：真珠屑、光明砂（并别熟研）、冬苁陈仁[12]各二两（亦研），水银四两。以四五重帛练袋子贮之。铜铛中醋浆微火煮之，一宿一日，堪用。取水银和面脂，熟研使消，乃合珠屑、砂，并瓜子末，更合调，然后傅面。

又，疗人面无光润，黑䵟及皱，常傅面脂。方：细辛、萎蕤、黄耆、薯蓣、白附子、辛夷、芎䓖白芷各一两，栝楼、木兰皮各一分，成炼猪脂二升。十一物，切之，以绵裹，用少酒渍之一宿，内猪脂煎之，七上七下。别出一片白芷，内煎，候白芷黄色成，去渣，绞，用汁以傅面。千金不传。此膏亦疗金疮，并吐血。

疗人䵟，令人面皮薄如蕣华[13]。方：鹿角尖（取实白处，于平石上以[14]磨之，稍浓取一大合），干姜一大两。捣，密绢筛，和鹿角汁，搅使调匀。每夜先以暖浆水洗面，软帛拭之，以白蜜涂而，以手拍，使蜜尽，手指不粘为尽，然后涂药，平旦还以暖浆水洗。二三七日，颜色惊人。涂药不见风日，慎之。

又，面上暴生䵟。方：生杏仁，去皮，捣，以鸡子白和如煎饼面，入夜洗面，干，涂之，旦以水洗之，立愈。姚方云：经宿拭去。

面上䵟𪒟子[15]、化面并疗，仍得光润皮急。方：土苽根，捣筛，以浆水和，令调匀，入夜浆水以洗面，涂药。旦复洗之，百日光华射入，夫妻不相识。

《葛氏》服药取白。方：取三树桃花，阴干，末之。食前服方寸匕，日三。姚云：并细腰身。

又方：白瓜子中仁五分，白杨皮二分，桃花四分。捣，末，食后服方寸匕，日三。欲白，加瓜子；欲赤，加桃花。三十日面白，五十日手足俱白。又一方，有橘皮三分，无杨皮。

又方：女苑三分，铅丹一分。末，以醋浆服一刀圭，日三服。十日大便黑，十八十九日如漆，二十一日全白，便止，过此太白。其年过三十，难复疗。服药忌五辛。

又方：朱丹五两，桃花三两（末）。井朝水[16]服方寸匕，日三服。十日知，二十日太白，小便当出黑汁。

又方：白松脂十分，干地黄九分，干漆五分（熬），附子一分（炮），桂心二分。捣下筛，蜜丸，服十丸，日三。诸虫悉出，便肥白。

又方：干姜、桂、甘草分等。末之，且以生鸡子一枚，内一升酒中搅，温，以服方寸匕。十日知，一月白光润。

又方：去黑。羊胆、猪胰、细辛等分。煎三沸，涂面，咽[17]，旦醋浆洗之。

又方：茯苓、白石脂分等。蜜和，涂之，日三度。

服一种药，一月即得肥白。方：大豆黄炒，舂如作酱汁。取纯黄一大升，捣筛，炼猪脂和令熟，丸。酒服二十丸，日再，渐加至三四十丸。服尽五升，不出一月，即大能食，肥白，试用之。

疗人须鬓秃落不生长。方：麻子仁三升，秦椒二合，置泔汁中一宿，去渣，日一沐，一月长二尺也。

又方：蔓荆子三分，附子二枚（碎）。酒七升，合和器中。封二七日，泽沐，十日长一尺。勿近面上，恐有毛生。

又方：桑白皮，锉三二升，以水淹，煮五六沸，去渣。以洗须鬓，数数为之，即自不落。

又方：麻子仁三升，白桐叶一把，米泔煮五六沸，去渣。以洗之，数之则长。

又方：东行桑根长三尺，中央当甑饰上蒸之，承取两头汁，以涂须鬓，则立愈。

疗须鬓黄方：烧梧桐灰，乳汁和，以涂肤及须鬓，佳。

染发须，白令黑方：醋浆煮豆漆[18]之，黑如漆色。

又方：先洗须发令净，取石灰、胡粉分等，浆和温，夕卧涂讫。用油衣包裹，明日洗去，便黑，大佳。

又，拔白毛，令黑毛生方：拔去白毛，以好白蜜任[19]孔中，即生黑毛。眉中无毛，亦针挑伤傅蜜，亦毛生。比见诸人水取石子[20]，研丁香汁，拔讫，急手傅孔中，亦即生黑毛，此法大神验。

若头风白屑，捡风条中方、脂泽等方，在此篇末。

姚方，疗黡：白蜜和茯苓，涂上。满七日，即愈。

又，疗面胡[21]粉刺方：捣生菟丝，绞取汁，涂之。不过三五上。

又，黑面方：牯羊胆、牛胆，淳酒三升，合煮三沸，以涂面，良。

面上恶疮方：黄连、黄柏、胡粉各五两。下筛，以粉面上疮。疮方并出本条中，患[22]宜检用之。

《葛氏》疗身体及腋下狐臭。方：正旦以小便洗腋下，即不臭。姚云：大神验。

又方：烧好矾石，作末，绢囊贮。常以粉腋下。又，用马齿矾石，烧令汁尽，粉之，即差。

又方：青木香二两，附子一两，石灰一两[23]。细末，着粉腋中。汁[24]出，即粉之。姚方：有矾石半两，烧。

又方：炊饭及热丸，以拭腋下臭。仍与犬食之，七日一[25]如此，即差。

又方：煮两鸡子熟，去壳皮。各内腋下，冷，弃三路口，勿反顾，三为之，良。

姚方：取牛脂、胡粉，合椒以涂腋下，一宿即愈。可三两度作之，则永差。

又，两腋下及手足掌、阴下股里，常汗湿致晃。方：干枸杞根、干畜根[26]、甘草半两[27]、干章陆、胡粉、滑石各一两。六物，以苦酒和，涂腋下，当汁出，易衣更涂，不过三傅，便愈。或更发，复涂之。不可多傅，伤人腋，余处亦涂之。

若股内阴下，常湿且臭，或作疮者，方：但以胡粉一分，粉之，即差。常用验方。

《隐居效方》疗狐臭：鸡舌、藿香、青木香、胡粉各二两。为散，内腋下，绵裹之，常作，差。

令人香方：白芷、薰草、杜若、杜蘅、藁本分等。蜜丸为丸，但旦服三丸，暮服四丸。二十日足下悉香，云[28]大神验。

又方：瓜子、芎䓖、藁本、当归、杜蘅、细辛各二分，白芷、桂各五分。捣下，食后服方寸匕，口三服。五日，口香。一十日，肉中皆香。神良。

《小品》又方：甘草、松树根及皮、大枣、甜瓜子。四物，分等，末，服方寸匕，日三。二十日觉效，五十日身体并香，百日衣服床帏皆香。姚同。

疗人心孔惛塞，多忘喜误：七月七日，取蜘蛛网着领中，勿令人知，则永不忘也。姚方同。

又方：丁酉日，密自至市买远志，着巾角中还，末服之，勿令人知。姚同。

又方：丙午日，取鳖甲着衣带上，良。

又方：取牛、马、猪、鸡心，干之，末，向日酒服方寸匕，日三。闻一知十。

孔子大圣智枕中方，已出在第九卷。姚同。

又方：茯苓、茯神、人参五分，远志七分，菖蒲二分。末，服方寸匕，日三夜一服。

又方：章陆花，阴干一百日，捣末，暮水服方寸匕。暮卧思念所欲知事，即于眠中醒悟。

又方：上党人参半斤，七月七日麻教[29]一升，合捣，蒸使气尽遍，服一刀圭，暮卧，逆知[30]未然之事。

疗人嗜眠喜睡方：马头骨，烧作灰，末，服方寸匕，日三夜一。

又方：父鼠目一枚，烧作屑，鱼膏和，注目外眦，则不肯眠。兼取两目绛囊裹带。

又方：麻黄、术各五分，甘草三分。日中南捣，末，服一方寸匕，日三。姚方[31]，人不忘。

菖蒲三分，茯苓五分，伏神、人参各五分，远志七分。末，服方寸匕，日三夜一，五日则知，神良。

《传用方》头不光泽，腊泽饰发。方：青木香、白芷、零陵香、甘松香、泽兰各一分。用绵裹，酒渍再宿，内油里煎再宿，加腊泽斟量硬软，即火急煎。着少许胡粉、烟脂讫，又缓火煎令黏极，去渣，作梃[32]，以饰发，神良。

作香泽涂发方：依腊泽药，内渍油里煎。即用涂发，亦绵裹，煎之。

作手脂法：猪胰一具，白芷、桃仁（碎）各一两，辛夷各二分[33]，冬苁人[34]二分，细辛半分，黄苁、栝楼人各三分。以油一大升，煮白芷等二三沸，去渣。按猪胰取尽，乃内冬苁[35]、桃仁，末，合和之，膏成，以涂手掌，即光。

荜豆香藻法：荜豆一升，白附、芎䓖、白芍药、水栝楼、当陆、桃仁、冬苁人各二两。捣筛，和合。先用水洗手面，然后傅药粉饰之也。

六味薰衣香方：沉香一片，麝香一两，苏合香[36]（蜜涂微火炙，少令变色）、白胶香一两，捣沉香（令破如大豆粒），丁香一两（亦别捣，令作三两段）。捣余香讫，蜜和为炷，烧之。若薰衣，着半两许。又，藿香一两，佳。

《葛氏》既有膏傅面染发等方，故疏脂泽等法，亦粉饰之所要云。

发生方：蔓荆子三分，附子二枚（生用，并碎之）。二物以酒七升和内瓷器中，封闭经二七日，药成。先以灰汁净洗须发，痛拭干。取乌鸡脂揩，一日三遍，凡经七日。然后以药涂，日三四遍。四十日长一尺，余处则勿涂。

附方

《肘后方》姚氏疗黯：茯苓，末，白蜜和，涂上。满七日，即愈。

又方：疗面多𪒟，如雀卵色。以羖羊胆一枚，酒二升，合煮三沸，以涂拭之，日三度，差。

《千金方》治血黯面皯：取蔓菁子，烂研，入常用面脂中，良。

又方：治面黯黑子。取李核中仁，去皮细研，以鸡子白和如稀饧，涂。至晚每以淡浆洗之，后涂胡粉，不过五六日，有神效。慎风。

孙真人《食忌》去靥子：取石灰，炭上熬令热，插糯米于灰上，候米化，即取米点之。

《外台秘要》救急去黑子方：夜以暖浆水洗面，以布揩黑子令赤痛，水研白檀香，取浓汁以涂之。旦又复以浆水洗面，仍[37]以鹰粪粉黑子。

又，令面生光方：以蜜陀僧用乳煎涂面，佳。兼治瘖[38]鼻皰。

《圣惠方》治黯䵣斑点方：用蜜陀僧二两，细研，以人乳汁调，涂面，每夜用之。

又方：治黑痣生于身面上。用藜芦灰五两，水一大碗，淋灰汁于铜器中贮。以重汤煮，令如黑膏，以针微拨破痣处，点之，良。不过三遍，神验。

又方：生眉毛。用七月乌麻花，阴干为末，生乌麻油浸，每夜傅之。

《千金翼》，老人令面光泽方：大猪蹄一具，洗净，理如食法。煮浆如胶，夜以涂面，晓以浆水洗面，皮急矣。

《谭氏小儿方》疗豆疮瘢面黡：以蜜陀僧细研，水调，夜涂之。明旦洗去，平复矣。

有治瘢疡三方，具风条中。

《千金方》治诸腋臭：伏龙肝，浇作泥，傅之，立差。

《外台秘要》治狐臭，若股内阴下恒湿臭，或作疮：青木香，好醋浸，致腋下夹之，即愈。

又，生狐臭。以三年酽醋[39]和石灰，傅之。

《经验方》善治狐臭：用生姜涂腋下，绝根本。

又方：乌髭鬓，驻颜色，壮筋骨，明耳目，除风气，润肌肤，久服令人轻健。苍术（不计多少），用米泔水浸三两日，逐日换水，候满日即出，刮去黑皮，切作片子，暴干。用慢火炒令黄色，细捣末，每一斤末，用蒸过茯苓半斤，炼蜜为丸，如梧桐子大。空心、卧时温熟水下十五丸。别用术（末）六两，甘草（末）一两，拌和匀，作汤点之，下术丸，妙。忌桃、李、雀蛤及三白。

《千金方》治发落不生，令长：麻子一升，熬黑压油，以傅头，长发，妙。

又，治眉发髭落。石灰三升，以水拌匀，焰火炒令焦。以绢袋贮，使好酒一斗渍之，密封，冬十四日，春秋七日，取服一合，常令酒气相接。严云：百日即新髭发生不落。

孙真人《食忌》生发方：取侧柏叶，阴干作末，和油涂之。

又方：令发鬓乌黑。醋煮大豆（黑者），去豆，煎令稠，傅发。

又方：治头秃。芫菁子，末，酢和，傅之，日三。

《梅师方》治年少发白：拔去白发，以白蜜涂毛孔中，即生黑者。发不生，取梧桐子捣汁，涂上，必生黑者。

《千金翼》疗发黄：熊脂涂发，梳之散。头入床底，伏地一食顷，即出，便尽黑，不过一升脂，验。

《简要济众》治头疮：大笋壳叶，烧为灰，量疮大小，用灰调生油，傅。入少腻粉，佳。

> **注释**
>
> [1]皰：同"疱"，皮肤水疱样小疮、小疙瘩。
> [2]䵟䵴（gǎn zèng）：面部的黑斑、黑气。䵟，亦作"䵂"。
> [3]朱：当作"朱砂"，即丹砂。
> [4]例：四库本作"倒"，当从。
> [5]辛：疑当作"杂"。
> [6]疬疡：亦称"疬疡风"，汗斑一类的皮肤病。
> [7]面体黧黑：《备急千金要方》卷六《面药》作"面䵟䵴黑"。黧黑，黑色。黧，通"黸"。

[8] 鹿：当作"麤"，同"粗"。四库本、《备急千金要方》卷六《面药》并作"麤"。

[9] 囊：疑当作"瓢"。

[10] 自：道藏本作"日"，义长。

[11] 成：似当作"盛"。

[12] 冬苽陈仁：《外台秘要》卷三十二《化面方》作"冬瓜仁"，四库本作"冬瓜杏仁"。

[13] 蕣华：即木槿花。古人以之喻貌美。

[14] 以：《外台秘要》卷三十二《面䵟方》引《文仲》作"以水"。

[15] 䵷癗子：犹言"蓓蕾"，即花苞。此指面部所生疙瘩。

[16] 井朝水：同"井花水"，清晨水井中打出的第一桶水。

[17] 咽：四库本无此字。

[18] 漆：疑当作"染"。"漆"古作"柒"，与"染"形近。

[19] 任：疑"付"字之误。付，同"傅"。四库本作"傅"，《外台秘要》卷三十二《拔白发良日并方》作"敷"。

[20] 水取石子："水"字似衍。《外台秘要》卷三十二《拔白发良日并方》作"取石子"。

[21] 胡：《证类本草·菟丝子》作"上"。

[22] 患：似当作"患人"或"患者"。

[23] 石灰一两：《外台秘要》卷二十三《腋臭方》作"白灰一两半、礜石半两"，《备急千金要方》卷二十四《胡臭漏腋》作"白灰一两"。

[24] 汁：似当作"汗"。《外台秘要》卷二十三《腋臭方》作"汗出因以粉之"。下文"汁出"，《外台秘要》卷二十三《漏腋方》亦作"汗出"。

[25] 日一：《医心方》卷四《治胡臭方》作"旦"。

[26] 干畜根：似指羊蹄草。《名医别录》：羊蹄"一名畜"。《备急千金要方》卷二十四《胡臭漏腋》作"干蔷薇根"（《外台秘要》卷二十三《漏腋方》同），注云："《肘后》作'畜根'。"《医心方》卷四《治胡臭方》引《小品》方名"六物胡粉膏"作"干姜"。

[27] 半两：《外台秘要》卷二十三《漏腋方》、《医心方》卷四《治胡臭方》干枸杞根、干畜根、甘草半两三物各为"半两"。

[28] 云：似当作"×云"。《肘后方》较多见者有"姚云"。

[29] 麻敦：即麻勃，又名"麻花"，植物大麻的花。

[30] 逆知：预知。逆，预先。
[31] 方：似当作"云"。
[32] 挺：棍棒。这里指将腊泽加工成棒状。
[33] 辛夷各二分：据"各"字，"辛夷"前似应有脱失之药。
[34] 冬苽人：即"冬瓜仁"。
[35] 冬苽：当指冬瓜仁。
[36] 苏合香：此下似应有"一两"二字。以下"沉香"处同此。
[37] 仍：再。
[38] 皻：同"齇"。酒渣鼻一类的疾患。
[39] 酽醋：浓醋。

治卒有猘犬所咬毒方

疗猘犬咬人方：先嗍却恶血，灸疮中十壮，明日以去。日灸一壮，满百乃止。姚云，忌酒。

又云，地榆根，末服方寸匕。日一二，亦末，敷疮上。生根，捣敷，佳。

又方：刮虎牙，若虎骨，服一匕。已发如猘犬者，服此药，即瘥。姚同。

又方：仍杀所咬犬，取脑敷之，后不复发。

又方：捣薤汁敷之。又饮一升，日三，疮乃瘥。

又方：末矾石纳疮中裹之。止疮不坏，速愈，神妙。

又方：头发猬皮，烧末，水和饮一杯。若或已目赤口噤者，折齿下之。姚云，二物等分。

又方：捣地黄汁，饮之。并以涂疮，过百度止。

又方：末干姜，常服，并以纳疮中。

凡猘犬咬人，七日一发。过三七日不发，则脱也。要过百日，乃为大免耳。

每到七日，辄当饮薤汁三二升。又当终身禁食犬肉、蚕蛹。食此，发则不可救矣，疮未瘥之间，亦忌生物、诸肥腻及冷，但于下蒸鱼，及就腻气中食便发。不宜饮酒，能过一年，乃佳。

若重发疔方：生食蟾蜍鲙，绝良，验，姚同。亦可烧炙食之，不必令其人知。初得啮便为之，则后不发。姚剥作鲙吞，蒜齑下。

又方：捣姜根汁，饮之，即瘥。

又方：服蔓荆汁，亦佳。

又，凡犬咬人。取灶中热灰，以粉疮，敷之，姚同。

又方：火炙蜡，以灌疮中，姚同。

又方：挼蓼，以敷疮上。

又方：干姜末，服二匕。姜汁服半升，亦良。

又方：但依猘犬法，弥佳。烧蟾蜍，及末矾石，敷之，尤佳。

得犬啮者难疗，凡犬食马肉生狂。及寻常，忽鼻头燥，眼赤不食。避人藏身，皆欲发狂。便宜枸杞汁，煮糜饲之，即不狂。若不肯食糜，以盐伺鼻便。忽涂其鼻，既舐之，则欲食矣，神验。

附方

《梅师方》，治狂狗咬人：取桃白皮一握，水三升，煎取一升，服。

食疗，治犬伤人：杵生杏仁，封之，瘥。

治卒蜈蚣蜘蛛所螫方

《葛氏方》割鸡冠血涂之。

又方：以盐缄[1]疮上，即愈。云蜈蚣去远者，即不复得。

又方：盐热[2]，渍之。

又方：嚼大蒜，若小蒜，或桑树白汁，涂之。亦以麻履底土，揩之，良。

蜈蚣甚啮人，其毒殊轻于蜂。当时小痛而易歇[3]。蜘蛛毒：生铁衣，醋研，取浓汁，涂之。

又，乌麻油和胡粉，傅上，干复易，取差。取羊桃叶，傅之，立愈。

·133·

附方 （蚯蚓、蝼蛄、蚕咬、蠼螋尿及恶虫咬人附）

《梅师方》治蜈蚣咬人，痛不止：独头蒜，摩螫处，痛止。

《圣惠方》治蜈蚣咬方：用蜗牛擦取汁，滴入咬处。

《兵部手集》治蜘蛛咬，遍身成疮：取上好春酒饮醉，使人翻，不得一向[4]卧，恐酒毒腐人。须臾，虫于肉中，小如米，自出。

又，《谭氏小儿方》，以葱一枝，去尖、头，作孔，将蚯蚓入葱叶中，紧捏两头，勿泄气，频摇动，即化为水，点咬处，差。

刘禹锡《传信方》治虫豸伤咬：取大蓝汁一碗，入雄黄、麝香，二物随意看多少。细研，投蓝中，以点咬处。若是毒者，即并细服其汁，神异之极也。昔张员外[5]在剑南为张延赏判官，忽被斑蜘蛛咬项上，一宿，咬有二道赤色，细如箸，绕项上，从胸前下至心，经两宿，头面肿疼，如数升盎[6]大，肚渐肿，几至不救。张相素重荐，因出家资五百千，并荐家财又数百千，募能疗者。忽一人应召云可治。张相初甚不信，欲验其方，遂令目前合药。其人云：不惜方，当疗人性命耳。遂取大蓝汁一瓷碗，取蜘蛛投之蓝汁，良久方出，得汁中甚困，不能动，又别捣蓝汁，加麝香末，更取蜘蛛投之，至汁而死，又更取蓝汁、麝香，复加雄黄，和之，更取一蜘蛛投汁中，随化为水。张相及诸人甚异之，遂令点于咬处，两日内悉平愈，但咬处作小疮，痂落如旧。

《经验方》治蜘蛛咬，遍身生丝：羊乳一升，饮之。贞元十年，崔员外从质云：目击有人被蜘蛛咬，腹大如孕妇，其家弃之，乞食于道。有僧遇之，教饮羊乳，未几口而平。

又方：治蚯蚓咬。浓作盐汤，浸身数遍，差。浙西军将张韶为此虫所咬，其形大如风[7]，眉须皆落。每夕蚯蚓鸣于体，有僧教以此方，愈。

又方：治蚯蚓虫咬，其形如大风，眉须皆落。以石灰水浸身，亦良。

又方：治蝼蛄咬人。用石灰，醋和，涂之。

《广利方》治蚕咬人：麝香，细研，蜜调涂之，差。

《千金方》治蠼螋尿疮：楝树枝皮，烧灰，和猪膏，傅之。

又方：杵豉，傅之。

又方：以酢和粉，傅之。

又方：治蠼螋虫尿人影，着处便令人体病疮，其状如粟粒，累累一聚，惨[8]痛，身中忽有处燥痛如芒刺；亦如刺虫所螫后，细疮瘑[9]作丛，如茱萸子状也。四畔赤，中央有白脓如黍粟。亦令人皮急，举身恶寒壮热，极者连起，竟腰胁胸也。

治之法：初得，磨犀角涂之，止[10]。

《博物志》治蠼螋虫溺人影，亦随所着作疮。以鸡肠草汁，傅之，良。

《外台秘要》治蠼螋尿疮，绕身匝，即死：以鹳巢中土，猪脂、苦酒和，傅之。

又方：治蠼螋尿疮。烧鹿角，末，以苦酒调，涂之。

《钱相公方》疗蠼螋尿疮黄水出：嚼梨叶，傅之，干即易。

《胜金方》治蠼螋尿人成疮。初如糁粟，渐大如豆，更大如火烙浆庖[11]，疼痛至甚。宜速用草茶，并蜡茶俱可，以生油调，傅上，其痛药至立止，妙。

《圣惠方》治恶虫咬人：用紫草油，涂之。

又方，以酥和盐，傅之。

注释

[1] 缄：封。

[2] 热：疑指热汤。

[3] 蜈蚣……易歇：《外台秘要》卷四十《蜈蚣螫方》引作："疗蜈蚣螫人方：按蓝汁以渍之，即差。蜈蚣不甚啮人，甚（其毒）亦微，殊轻于蜂，当时小痛易歇。脱为所中，幸可依此疗之。"

[4] 一向：只朝一个方向。

[5] 张员外：《证类本草》作"张荐员外"，"荐"为张员外之名。下文云"荐"即此义。

[6] 盌："碗"的异体字。

[7] 大如风：四库本作"如大风"，义长。底本误倒。大风，麻风病。

[8] 惨：《外台秘要》卷四十《蠼螋尿方》、《备急千金要方》卷二十五《蛇毒》并作"瘆"。

[9] 疮瘑：《备急千金要方》卷二十五《蛇毒》作"痦瘰"，是。当据正。"痦瘰"类似"蓓蕾"，指体表的小疙瘩。

[10] 止：《备急千金要方》卷二十五《蛇毒》作"止其毒"。

[11] 庖：四库本作"疱"。

治卒中溪毒方

姚氏，中水毒秘方：取水萍曝干，以酒服方寸匕，差止。

又云：中水病，手足指冷，即是。若暖，非也。其冷或一寸，极或竟指。未过肘膝一寸浅[1]，至于肘膝为剧。

《葛氏》水毒中人，一名中溪，一名中洒（东人呼为藗骇切），一名水病，似射工而无物。其咏法：初得之恶寒，头微痛，目注[2]疼，心中烦懊，四肢振淅[3]，骨[4]节皆强，筋急[5]，但欲睡，旦醒暮剧。手逆冷[6]，三[7]日则复[8]生虫，食下疮[9]，不痛不痒，不冷人觉[10]，视之乃知。不即疗，过六七日，下部脓溃，虫[11]食五脏，热极烦毒，注下不禁。八九日[12]，良医不能疗。觉得[13]，急当深视下部。若有疮，正赤如截肉者，为阳毒，最急。若疮如蠡鱼齿者，为阴毒，犹小缓。要皆杀人，不过二十日。欲知是中水毒，当作数升[14]汤，以小蒜五寸[15]，咬咀，投汤中，莫令大热，热即无力，捩去渣，适寒温以浴。若身体发赤斑文者，又无异证[16]，当以他病疗之也。

病中水毒方：取梅若桃叶，捣，绞汁三升许，以少水解为[17]饮之。姚云：小儿不能饮，以渣傅乳头与之。

又方：常思草，捣绞，饮汁一二升，并以绵染寸中[18]，以道下部，日三过，即差。

又方：捣蓝青汁，以少水和涂之，头面身体，令匝。

又方：取梨叶[19]一把，熟捣，以酒一杯和绞，服之，不过三。

又方：取蛇莓[20]草根，捣作末，服之。并以道下部，亦可饮汁一二升。夏月常行，欲入水浴，先以少末投水中流，更无所畏。又辟射工，家中虽以器贮水浴，亦宜少末投水中，大佳。

今东闲诸山县，无不病溪毒。春月皆得，亦如伤寒，呼为溪温，未必是射工辈。亦尽患疮痢，但寒热烦疼不解，便致死耳。方家用药与伤寒温疾相似，令施其单法。五加根，烧末，酒若浆水饮之。荆叶汁，佳。千金不传，秘之。

又方：密取蓼，捣汁，饮一二合[21]，又以涂身令周匝。

取牛膝茎[22]一把，水、酒共一杯[23]，渍。绞取汁饮之，日三。雄牛膝，茎紫色者是也。

若下部生疮，已决洞者：秫米一升，盐五升，水一石，煮作糜，坐中，即差。

又方：桃皮、叶，熟捣，水渍令浓，去渣，着盆中坐渍之，有虫出。

又方：皂荚，烧，末，绵裹道之，亦佳。又，服牡丹方寸匕，日三服。

注释

[1] 浅：据下句，似当作"为浅"。

[2] 注：《外台秘要》卷四十《溪毒方》作"疰"。《医心方》卷十八《治水毒方》作"尪"，同"疰"。

[3] 渐：《外台秘要》卷四十《溪毒方》、《医心方》卷十八《治水毒方》并作"㶣"。

[4] 骨：《外台秘要》卷四十《溪毒方》、《医心方》卷十八《治水毒方》此上并有"腰背"二字。

[5] 急：《外台秘要》卷四十《溪毒方》、《医心方》此下并有"两膝痛，或翕翕而热"（《医心方》无"而"字）。

[6] 手逆冷：《外台秘要》卷四十《溪毒方》、《医心方》卷十八《治水毒方》并作"手足（指）逆冷至肘膝"（《医心方》"足"下多"指"字）。

[7] 三：《外台秘要》卷四十《溪毒方》、《医心方》卷十八《治水毒方》并作"二三"。

[8] 复：《外台秘要》卷四十《溪毒方》作"腹"，《医心方》卷十八《治水毒方》作"腹中"。

[9] 食下疮：《外台秘要》卷四十《溪毒方》作"食人下部，肛中有疮"，《医心方》卷十八《治水毒方》作"食下部，肛中有创"。

[10] 不冷人觉：《外台秘要》卷四十《溪毒方》作"不令人觉"，《医心方》卷十八《治水毒方》作"令人不觉"。

[11] 虫：《外台秘要》卷四十《溪毒方》作"上"，《医心方》卷十八《治水毒方》作"虫上"。

[12] 八九日：《外台秘要》卷四十《溪毒方》同，《医心方》卷十八《治水毒方》作"八九日死"。

[13] 觉得：《外台秘要》卷四十《溪毒方》、《医心方》卷十八《治水毒方》并作"觉得之"。

［14］升：《外台秘要》卷四十《溪毒方》、《医心方》卷十八《治水毒方》并作"斗"。

［15］寸：《外台秘要》卷四十《溪毒方》、《医心方》卷十八《治水毒方》并作"升"。

［16］若身……异证：《外台秘要》卷四十《溪毒方》作："若身体发赤斑文者是也，其无者非也。"

［17］为：《外台秘要》卷四十《溪毒方》此下有"二服或干以水绞取汁极佳"。

［18］寸中：《外台秘要》卷四十《溪毒方》作"裹"，《医心方》卷十八《治水毒方》作"汁"一字。

［19］梨叶：《外台秘要》卷四十《溪毒方》、《医心方》卷十八《治水毒方》并作"蓼"。

［20］苺：同"莓"。

［21］合：《外台秘要》卷四十《溪毒方》作"升"。

［22］牛膝茎：《外台秘要》卷四十《溪毒方》作"雄牛膝根"，有"雄"字，与下文合。

［23］杯：《外台秘要》卷四十《溪毒方》作"升"。

治卒中诸药毒救解方

治食野葛已死方：以物开口，取鸡子三枚，和以吞之，须臾吐野葛出。

又方：温猪脂一升，饮之。

又方：取生鸭就口断鸭头，以血沥口中，入咽则活。若口不可开者，取大竹筒洞节[1]，以头注其胁[2]，取冷水竹[3]筒中。数易水，须臾口开，则可得下药。若人多者，两胁及脐中各与筒，甚佳。

又方：多饮甘草汁，佳。

中酖[4]毒已死者：粉三合，水三升，和饮之。口噤，以竹管强开，灌之。

中射罔毒：蓝汁、大豆、猪犬血，并解之。

中狼毒：以蓝汁解之。

中狼葵毒：以葵根汁解之。

中藜芦毒：以雄黄、葱汁，并可解之。

中踯躅毒：以栀子汁解之。

中巴豆毒：黄连、小豆、藿汁、大豆汁，并可解之。

中雄黄毒：以防己汁解之。

中蜀椒毒、中蜈蚣毒：二毒，桑汁煮桑根汁，并解之。

中矾石[5]毒：以大豆汁解之。

中芫花毒：以防风、甘草、桂，并解之。

中半夏毒：以生姜汁、干姜，并解之。

中附子、乌头毒：大豆汁、远志汁，并可解之。

中杏仁毒：以蓝子汁解之。

带[6]辩刺史云：岭南俚人毒，皆因食得之。多不即觉，渐不能食，或更心中渐胀，并背急闷，先寒似瘴。微觉，即急取一片白银含之，一宿银变色，即是药也。银青是蓝药，银黄赤是菌[7]药。久久者，入眼，眼或青，或黄赤，青是蓝药，黄赤是菌药。俚人有解疗者，畏人得知，在外预[8]，言三百[9]牛药，或云三百两银药。余久任[10]，以[11]首领亲狎，知其药，常用。俚人不识本草，乃妄言之，其方并如后也。

初得俚人毒药，且令定。方：生姜四两，甘草三两（炙，切）。以水六升，煮取二升。旦服三服，服讫，然后觅[12]药疗之。

疗方：常山四两（切），白盐四钱，以水一斗，渍一宿，以月尽日渍。月一日五更，以土釜煮，勿令奴婢、鸡犬见，煮取二升，旦分再服，服了，少时即吐，以铜器贮取。若青色，以杖举，五尺不断者，即药未尽，二日后更一剂。席辩曾饮酒得药，月余始觉，首领梁坟将土常山与为[13]，呼为一百[14]头牛药，服之即差。差后二十日，慎毒食，唯有煮饭食之。前后得差，凡九人。

又方：黄藤十两（岭南皆有），切，以水一斗，煮取二升，分三服，服讫，毒药内消。若防己，俚人药[15]常服此藤，纵得，自然不发。席云：常服之，利小便，亦疗数人。

又方：都淋藤十两，岭南皆有，土人悉知，俚人呼为三百两银。其叶[16]细长，有[17]三尺微藤，生切，以水一斗，和酒二升，煮取三升[18]，分三服，服讫，毒药并逐小便出，十日慎毒食。不差，更服之，即愈。

又方：干蓝实四两，白花藤四两（出寓州者上，不得取野葛同生者)。切,以水七升,酒一升,煮取半,空腹顿服之,少闷勿怪[19]。单干蓝捣末,顿服之,亦差。

又,疗腹内诸毒。都淋藤二两(长三寸),并[20]细锉,酒三升,合安罂中,密封。以糠火烧[21]四边,烧令三沸,待冷出,温服。常令有酒色,亦无所忌,大效。

若不获已[22],食[23]俚人食者:先取甘草一寸,炙之后,熟嚼吞之。若食着毒药即吐,便是得药。依前法疗之。席辩云:常囊贮甘草十片以自防。

附方

《胜金方》治一切毒。以胆子矾,为末,用糯米糊丸,如鸡头实大,以朱砂衣。常以朱砂养之,冷水化一丸,服,立差。

《经验方》解药毒上攻,如圣散。露蜂房、甘草等分,用麸炒令黄色,去麸,为末,水二碗,煎至八分一碗,令温。临卧顿服,明日取下恶物。

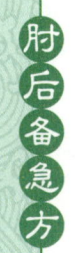

甘草

《外台秘要》治诸药石后,或热噤多向冷地卧,又不得食诸热面酒等。方:五加皮二两,以水四升,煮取二升半,候石发之时,便服。未定,更服。

《孙思邈论》云:有人中乌头、巴豆毒。甘草入腹即定方,称大豆解百药毒,尝试之,不效,乃加甘草,为甘豆汤,其效更速。

《梅师方》,蜀椒闭口者有毒,误食之,便气欲绝,或下白沫,身体冷。急煎桂汁服之,多饮冷水一二升。忽食饮吐浆,煎浓豉汁服之。

《圣惠方》治硫黄忽发气闷:用羊血,服一合,效。

又方:治射罔在诸肉中有毒,及漏脯毒。用贝子末,水调半钱,服,效。或食面肿毒,亦同用。

《初虞世方》治药毒秘效。巴豆(去皮,不出油)、马牙硝等分,合研成膏,冷水化一弹子许,服,差。

注释

[1] 洞节：谓贯通竹节，使之成通筒。

[2] 胁：《外台秘要》卷三十一《解诸药草中毒方》作"胸胁"。

[3] 竹：《外台秘要》卷三十一《解诸药草中毒方》作"注"。

[4] 酖（dān）：同"耽"。

[5] 矾石：敦煌本《本草经集注》、《证类本草》卷二、《备急千金要方》卷二十四《解百药毒》并作"礜石"。

[6] 带：四库本作"席"。

[7] 菌（hùn）：毒草名。《外台秘要》卷三十一《解饮食相害成病百件》同作"菌"。

[8] 预：《外台秘要》卷三十一《解饮食相害成病百件》作"预合"。

[9] 三百：参下段，似当作"三百头"。《外台秘要》卷三十一《解饮食相害成病百件》正作"三百头"。

[10] 久任：《外台秘要》卷三十一《解饮食相害成病百件》作"住久"。

[11] 以：《外台秘要》卷三十一《解饮食相害成病百件》作"与"。

[12] 覔："觅"的俗字。

[13] 为：四库本作"治"。

[14] 一百：参上段，似当作"三百"。

[15] 药：此字似衍。

[16] 其叶：《外台秘要》卷三十一《解饮食相害成病百件》作"药其"。

[17] 有：《外台秘要》卷三十一《解饮食相害成病百件》此下有"高"字。

[18] 以水……三升：《外台秘要》卷三十一《解饮食相害成病百件》作"以水一升，和酒二升，煮取二升"。

[19] 恠："怪"的异体字。

[20] 并：《外台秘要》卷三十一《解饮食相害成病百件》此上有"黄藤（二虎口）"，与此"并"字义合。

[21] 烧：疑当作"绕"。《外台秘要》卷三十一《解饮食相害成病百件》引作"围"。

[22] 不获已：不得已。

[23] 食：《外台秘要》卷三十一《解饮食相害成病百件》作"欲食"。

治食中诸毒方

蜀椒闭口者有毒，戟人咽，气[1]便欲绝，又令人吐白沫。多饮桂汁若冷水一二升，及多食大蒜，即便愈。慎不可饮热，杀人，比见在[2]中椒毒，含蒜及荠苨，差。

钩吻叶与芥相似，误食之杀人。方：荠苨八两，水六升，煮取三升，服五合，日五服。又云：此非钩吻。

茛菪毒：煮甘草汁，捣蓝汁饮，并良。

苦瓠毒：煮黍穰令浓，饮汁数升，佳。

食六畜鸟兽[3]：幞[4]头垢一钱匕。《小品》云：起死人。又，饮豉汁数升，良。

凡物肝脏自不可轻啖，自死者，弥勿食之。生食肝中毒：捣附子末，服一刀圭，日三服。

食黍米中藏脯中毒，方：此是郁脯，煮大豆一沸，饮汁数升，即解。兼解诸肉，漏毒。

食自死六畜诸肉中毒，方：黄柏，末，服方寸匕。未解者，数服。

六畜自死，皆是遭疫。有毒，食之洞下，亦致坚积，并宜以痢丸下之。

食鱼中毒：浓煮橘皮，饮汁。《小品》云：冬瓜汁最验。

食猪肉过冷不消，必成虫瘕，下之。方：大黄、朴硝各一两（芒硝亦佳），煮取一升，尽服之。若不消，并皮研杏子汤三升，和，三服。吐出，神验。

食牛肉[5]中毒：煮甘草，饮汁一二升。

食马肉，洞下欲死者：豉二百粒，杏子二十枚，咬咀，蒸之五升饭下，熟，合捣之，再朝服[6]，令尽。

此牛马，皆谓病死者耳。

食鲈鱼肝，及鲩鲡鱼中毒。锉芦根，煮汁，饮一二升，良。

解毒，浓煮香苏，饮汁一升。

饮食不知是何毒。依前，甘草、荠苨通疗此毒，皆可以救之。

食蛆[7]菜蜈[8]吞水蛭，蛭啖脏血，肠痛，渐黄瘦者：饮牛羊热血一二升许，经一宿，便暖。猪脂一升，饮之，便下蛭。

食菌遇毒死方：服诸吐痢[9]丸，佳。又，掘地作土浆，服二三升，则良。

误食野芋，欲死。疗同菌法。凡种芋三年不取，亦成野芋，即杀人也。

附方

《梅师方》治饮食中毒，鱼肉菜等：苦参三两，以苦酒一升，煎三五沸，去渣服之，吐出，即愈。或取煮犀角汁一升，亦佳。

又方：治食狗肉不消，心下坚，或腹胀，口干，发热，妄语，责芦根饮之。

又方：杏仁一升（去皮），水二升，煎沸，去渣取汁，为三服，下肉为度。

《金匮方》治食蟹中毒：紫苏煮汁，饮之三升。以子汁饮之，亦治。凡蟹未经霜，多毒。

又，《圣惠方》以生藕汁，或煮干蒜汁，或冬瓜汁，并佳。

又方：治雉肉作臛[10]食之，吐下。用生犀角，末，方寸匕，新汲水调下，即差。

唐崔魏公云铉[11]夜暴亡，有梁新闻之，乃诊[12]之曰：食毒。仆曰：常好食竹鸡[13]。多食半夏苗，必是半夏毒。命生姜擂汁，折齿而灌之，活。

《金匮方》：春秋二时，龙带精入芹菜中，人遇[14]食之为病。发时手青肚满，痛不可忍，作蛟龙病。服硬糖三二升，日二度，吐出如蜥蜴三二个，便差。

《明皇杂录》云：有黄门奉使交广回，周顾谓曰：此人腹中有蛟龙。上惊，问黄门曰：卿有疾否？曰：臣驰马大庾岭，时当大热，困且渴，遂饮水。觉腹中坚痞如极。周遂以硝石及雄黄煮服之，立吐一物，长数寸，大如指，视之鳞甲具，投之水中，俄顷长数尺。复以苦酒沃之，如故，以器覆之，明日已生一龙矣。上甚讶之。

注释

[1] 气：《外台秘要》卷三十一《食椒菜瓠中毒方》作"使不得出气"。
[2] 在：疑当作"有"。
[3] 六畜鸟兽：据上下文，似当作"六畜鸟兽肝"。《外台秘要》卷三十一《解饮食相害成病百件》正有"肝"字。
[4] 幞：古代男子所用的头巾。
[5] 牛肉：《证类本草·甘草》引《百一》作"牛羊肉"。
[6] 再朝服："朝"字疑衍。《金匮要略》卷二十四《禽兽鱼虫禁忌并治》此处作："杵之服，日再服。"
[7] 菹：同"菹（zū）"。酸菜，腌菜。
[8] 娱：四库本、道藏本作"误"，义长。
[9] 痢：同"利"，下利。
[10] 臛（huò）：肉羹。
[11] 云铉：《证类本草·生姜》无"云"字，是。"铉"是崔魏公之名。又，本条所载之事本于宋代孙光宪《北梦琐言》，据该书所载，食竹鸡中毒者乃崔魏公江陵别宫舶居之富商，本书引用者增"云"字或指崔氏所传，但当易作"铉云"。
[12] 诊："诊"的俗字。
[13] 竹鸡：四库本、道藏本重"竹鸡"二字，属下。
[14] 遇：《金匮要略》卷二十四《果实菜谷禁忌并治》作"偶"。

治防避饮食诸毒方

杂鸟兽他物诸忌法：白羊[1]，不可杂雄鸡。

羊肝，不可合乌梅及椒食。猪肉，不可杂羊肝。牛肠，不可合犬肉。雄鸡肉，不可合生葱菜[2]。鸡鸭肉[3]，不可合蒜及李子、鳖肉等。生肝投地，尘芥不着者，不可食[4]。暴脯，不肯燥，及火炙不动，并见水而动，并勿食。鸟兽自死，口不开者，不可食。

水中鱼物诸忌：鱼头，有正白连诸[5]脊上，不可食。

鱼，无肠胆及头无鱿[6]，勿食。鱼，不合乌鸡肉食。生鱼目赤，不可作脍。鱼[7]，勿合小豆藿。青鱼鲊，不可合生胡荽。鳖目凹者，不可食。鳖肉，不可合鸡鸭子，及赤苋菜食之。妊娠者，不可食鲙鱼[8]。

杂果菜诸忌：李子，不可合鸡子，及临水食之。

五月五日，不可食生菜。病人，不可食生胡芥菜[9]。妊娠，勿食桑椹，并鸭子、巴豆、藿羹、半夏、菖蒲、羊肉、细辛。桔梗忌菜，甘草忌菘菜，牡丹忌胡荽，常山忌葱，黄连、桔梗忌猪肉，茯苓忌大醋，天门冬忌鲤鱼[10]。

附方

《食医心镜》，黄帝云：食甜瓜竟食盐，成霍乱。

孙真人《食忌》苍耳合猪肉食，害人。又云：九月勿食被霜瓜。食之，令人成反胃病。

注释

[1] 白羊：《外台秘要》卷三十一《解饮食相害成病百件》作"白羊肉"，义胜。

[2] 菜：《外台秘要》卷三十一《解饮食相害成病百件》作"芥菜"。

[3] 鸡鸭肉：《外台秘要》卷三十一《解饮食相害成病百件》作"鸡鸭子"。

[4] 生肝……可食：《外台秘要》卷三十一《解饮食相害成病百件》作："雀肉，不可杂牛肝，落地尘不着不可食。"

[5] 诸：《外台秘要》卷三十《解饮食相害成病百仆》作"珠至"二字。

[6] 鮢（shěn）：鱼脑骨。《外台秘要》卷三十一《解饮食相害成病百件》作"鳃"。

[7] 鱼：《外台秘要》卷三十一《解饮食相害成病百件》作"青鱼"。

[8] 鲙鱼：《外台秘要》卷三十一《解饮食相害成病百件》作"鳖及鱼鲙"，义胜。

[9] 生胡芥菜：《外台秘要》卷三十一《解饮食相害成病百件》作"胡荽芹菜及青花黄花菜"。

[10] 桔梗忌菜……鲤鱼：《外台秘要》卷三十四有类似条文，属《许仁则产后方》，内容为："诸方有白术忌桃李，细辛忌生葱，甘草忌菘菜、海藻，枸杞忌狗肉、附子，黄连忌诸肉，桂心忌生葱。"

治卒饮酒大醉诸病方

大醉恐腹肠烂：作汤于大器中，以渍之，冷复易。

大醉，不可安卧，常令摇动转侧。又，当风席地，及水洗，饮水，最忌于交接也。

饮醉头痛，方：刮生竹皮五两，水八升，煮取五升，去渣。然后合纳鸡子五枚，搅调，更煮再沸，二三升，服尽。

饮后下痢不止：煮龙骨，饮之。亦可末服。

连月饮酒，喉咽烂，舌上生疮：捣大麻子一升，末黄柏二两，以蜜为丸，服之。

饮酒积热，遂发黄方：鸡子七枚，苦酒[1]渍之，封密器中，纳井底二宿，当取，各吞二枚，枚渐尽愈[2]。

大醉酒，连日烦毒不堪，方：蔓青菜，并少米熟煮，去渣，冷之便饮，则良[3]。

又方：生葛根汁一二升，干葛煮饮，亦得。

欲使难醉，醉则不损人。方：捣柏子仁、麻子仁各二合，一服之，乃以饮酒多二倍。

又方：葛花并小豆花子，末为散，服三二匕。又，时进葛根饮、枇杷叶饮，并以杂煮干蒲、麻子等，皆使饮，而不病人。胡麻亦杀酒。先食盐一匕，后则饮酒，亦倍。

附方

《外台秘要》治酒醉不醒：九月九日真菊花，末，饮服方寸匕。

又方：断酒。用驴驹衣烧灰，酒服之。

《圣惠方》治酒毒，或醉昏闷烦渴，要易醒方：取柑皮二两，焙干，为末，以三钱匕，水一中盏，煎三五沸，入盐，如茶法服，妙。

又方：治酒醉不醒。用菘菜子二合，细研，井花水一盏，调为二服。

《千金方》断酒法：以酒七升着瓶中，朱砂半两（细研）着酒中。紧闭塞瓶口，安猪圈中，任猪摇动，经七日，顿饮之。

又方：正月一日，酒五升，淋碓[4]头杵下，取饮。

又方：治酒病。豉、葱白各半升，水二升，煮取一升，顿服。

[1] 若酒：当作"苦酒"，即醋。
[2] 枚渐尽愈：四库本作"枚尽渐愈"，《外台秘要》卷三十一《饮酒积热方》作"渐至尽验"。
[3] 便饮，则良：《外台秘要》卷三十一《饮酒连日醉不醒方》引作："内鸡子三枚或七枚，调匀，饮之二三升。无鸡子，亦可单饮之。"
[4] 碓（duì）：古代舂米时在石臼中锤击稻料去掉稻壳的锤杵。

治百病备急丸散膏诸要方

裴氏五毒神膏，疗中恶暴百病，方：雄黄、朱砂、当归、椒各二两，乌头一升。以苦酒渍一宿。猪脂五斤，东面陈芦煎，五上五下，绞去渣。内雄黄、朱砂末，搅令相得，毕。诸卒百病，温酒服如枣核一枚，不差，更服，得下即除。四肢有病，可摩。痈肿诸病疮，皆摩傅之。夜行及病冒雾露，皆以涂人身中，佳。

《效方》[1]并疗时行温疫，诸毒气、毒恶核、金疮等。苍梧道士陈元膏疗百病。方：当归、天雄、乌头各三两，细辛、芎䓖、朱砂各二两，干姜、附子、雄黄各二两半，桂心、白芷各一两，松脂八两，生地黄二斤（捣绞取汁）。十三物[2]，别捣雄黄、朱砂为末，余㕮咀，以酽苦酒三升，合地黄渍药一宿，取猪脂八斤，微火煎十五沸。白芷黄为度，绞去渣。内雄黄、朱砂末，搅令调和，密器贮之。腹内病，皆对火摩病上，日两三度，从十日乃至二十日，取病出差止。四肢肥肉、风瘅，亦可酒温服之，如杏子大一枚。

主心腹积聚，四肢痹躄，举体风残，百病效方：野葛三两，附子十五枚重九两，椒三升，杏仁、巴豆（去心、皮）、芎䓖（切）各一升，甘草、细辛各一两，雄黄二两。十物，苦酒渍周时[3]，猪脂六斤，微煎三上三下。完附子一枚，视黄为度，绞去渣。乃内雄黄，搅使稠和，密器贮之。百病皆摩傅上，唯不得入眼。若服之，可如枣大，内一合热酒中，须臾后，拔白发，以傅处，即生乌。诸疮毒风肿及马鞍疮等，洗即

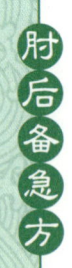

差，牛领亦然。

莽草膏，疗诸贼风、肿痹、风入五脏恍惚。

方：莽草一斤，乌头、附子、踯躅各三两。四物，切，以水苦[4]酒一升，渍一宿。猪脂四斤，煎三上三下，绞去渣。向火以手摩病上三百度，应手即差。耳鼻病，可以绵裹塞之。疗诸疥癣、杂疮。

《隐居效验方》云：并疗手脚挛，不得举动及头恶风，背胁卒痛等。

蛇衔膏，疗痈肿、金疮、瘀血、产后血积、耳目诸病、牛领、马鞍疮。

蛇衔、大黄、附子、当归、芍药、细辛、黄芩、椒、莽草、独活各一两，薤白十四茎。十一物，苦酒淹渍一宿，猪脂三斤，合煎于七星火上。各沸，绞去渣。温酒服如弹丸一枚，日再。病在外，摩傅之。耳以绵裹塞之。目病，如黍米注眦中，其色缃[5]黄，一名缃膏，囗人[6]又用龙衔藤一两合煎，名为龙衔膏。

神黄膏，疗诸恶疮，头疮，百杂疮。

方：黄连、黄檗、附子、雄黄、水银、藜芦各一两，胡粉二两。七物，细筛，以腊月猪脂一斤，和药调器中，急密塞口。蒸五斗米下，熟出，内水银，又研，令调，密藏之。有诸疮，先以盐汤洗，乃傅上，无不差者。

《隐居效验方》云：此膏涂疮，一度即瘥，时人为圣。

青龙五生膏，疗天下杂疮。

方：丹砂、雄黄、芎䓖、椒、防己各五分，龙胆、梧桐皮、柏皮、青竹茹、桑白皮、蜂房、猬皮各四两，蛇蜕皮一具。十三物，切，以苦酒浸半月，微火煎少时，乃内腊月猪脂三斤，煎三上三下，去渣，以傅疮上；并服如枣核大，神良。

《隐居效验方》云：主瘤疽、痔、恶疮等。

以前备急诸方，故是要验，此来[7]积用效者，亦次于后云。

扁鹊陷冰[8]丸，疗内[9]胀病，并蛊疰、中恶等，及蜂[10]、百毒气、溪毒、射工。

雄黄、真丹砂（别研）、矾石（熬）各一两（将生矾石三两半，烧之），鬼臼一两半，蜈蚣一枚（赤足者，小炙），斑蝥（去翅、足）、龙胆、附子（炮）各七枚，藜芦七分（炙），杏仁四十枚（去尖、皮，熬）。捣筛，蜜和，捣千杵。腹内胀病，中恶邪气，飞尸游走，皆服二丸如小豆。若积聚坚结，服四丸，取痢，泄下虫蛇五色。若虫注[11]病，中恶邪，飞尸游走，皆服二三丸，以二丸摩痛上。若蛇蜂百病[12]，苦[13]中溪毒、射工，其服者，视强弱大小，及病轻重，加减服之。

丹参膏，疗伤寒时行、贼风恶气。

在外，即支节麻痛，喉咽痹寒；入腹，则心急胀满，胸胁痞塞。内则服之，外则摩之。并瘫痪不随，风湿痹不仁，偏枯拘屈，口喎，耳聋，齿痛，头风，痹肿，脑中风动且痛。若[14]痈，结核漏、瘰疬坚肿未溃，傅之取消。及丹疹诸肿无头，欲状[15]骨疽者，摩之令消。及恶结核走身中者，风水游肿，亦摩之。其服者，如枣核大，小儿以意减之，日五服，数用之，悉效。

丹参、蒴藋各三两，莽草叶、踯躅花各一两，秦胶、独活、乌头、川椒、连翘、桑白皮、牛膝各二两。十二[16]物，以苦酒五升，油麻[17]七升，煎令苦酒尽，去渣，用如前法，亦用猪脂同煎之。若是风寒冷毒，可用酒服。若毒热病，但单服。牙齿痛，单服之，仍用绵裹嚼之。此常用猪脂煎药。有小儿耳后疬子，其坚如骨，已经数月不尽，以帛涂膏贴之。二十日消尽，神效无比。此方出《小品》。

神明白膏，疗百病，中风恶气，头面诸病，青盲，风烂眦鼻，耳聋，寒齿痛[18]，痈肿，疽痔，金疮，癣疥，悉主之：当归、细辛各三两，吴茱萸、芎䓖、蜀椒、术、前胡、白芷各一两，附子三十枚。九物[19]切，煎猪脂十斤。炭火煎一沸，即下，三上三下。白芷黄，膏成，去渣，密贮。看病在内，酒服如弹丸一枚，日三；在外，皆摩傅之。目病，如黍米内两眦中，以目向天风可扇之[20]。疮虫齿，亦得傅之。耳内底着亦疗之[21]。缓风冷者，宜用之。

成膏[22]：清麻油十三两（菜油亦得），黄丹七两。二物，铁铛文火煎，粗湿柳批篦，搅不停，至色黑，加武火，仍以扇扇之，搅不停，烟断绝尽，看渐稠，膏成。煎须净处，勿令鸡犬见。齿疮帖[23]，痔疮服之。

药子一物。方：婆罗门，胡名船疏[24]树子，国人名药[25]，疗病唯须细研，勿令粗。皆取其中仁，去皮用之。

疗诸疾病方：卒得吐泻，霍乱，蛊毒，脐下绞痛，赤痢，心腹胀满，宿食不消，蛇蝥毒入腹，被毒箭入腹，并服二枚。取药子中仁，暖水二合，研碎，服之。疽疮、附骨疽肿、丁疮、痈肿，此四病，量疮肿大小，用药子中仁，暖水碎，和猪胆封上。疠、肿、冷游肿、癣、疮，此五病，用醋研，封上。蛇蝥、恶毛蝎、蜈蚣等螫，沙虱、射工，此六病，用暖水研，赤苋和，封之。妇人难产后，腹中绞痛，及恶露不止，痛中瘀血下，此六病[26]，以一枚，一杯酒，研，温服之。带下、暴下，此二病，以栗汁研，温服之。龋虫食齿，细削，内孔中，立愈。其捣末筛，着疮上，甚主[27]肌肉，此法出支家大医本方。

　　服盐方，疗暴得热病，头痛目眩，并卒心腹痛，及欲霍乱，痰饮宿食及气满喘息，久下赤白，及积聚吐逆，乏气少力，颜色痿黄，瘴疟，诸风。其服法：取上好盐，先以大豆许，口中含，勿咽，须臾水当满口，水近齿，更用方寸匕抄盐内口中，与水一时咽。不尔，或令消尽。喉[28]若久病长服者，至二三月，每旦先服，或吐，或安。击[29]卒病，可服三方寸匕，取即吐痢，不吐病痢[30]，更加服。新患疟者，即差。心腹痛及满，得吐下，亦佳。久病，每上以心中热为善，三五日亦[31]服，佳。加服，取吐痢，痢不损人，久服大补。补豚[32]肾气五石，无不差之病。但恨人不服，不能久取。此疗方不一。《小品》云：卒心痛鬼气，宿食不消，霍乱气满中毒，咸作汤，服一二升，刺便吐之，良。

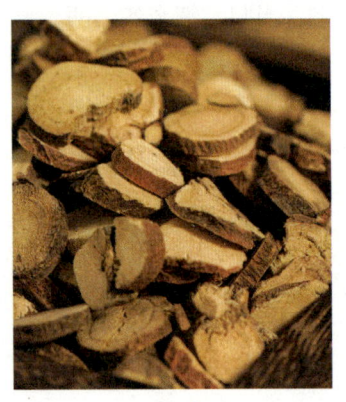

甘草

　　《葛氏》常备药：大黄、桂心、甘草、干姜、黄连、椒、术、吴茱萸、熟艾、雄黄、犀角、麝香、菖蒲、人参、芍药、附子、巴豆、半夏、麻黄、柴胡、杏仁、葛根、黄芩、乌头、秦胶等，此等药并应各少许。

　　以前诸药，固以大要，岭南使用。仍开[33]者，今复疏之。众药并成剂药[34]。自常和合，贮此之备，最先于衣食耳。

　　常山十四两，蜀漆、石膏一斤，阿胶七两，牡蛎、朱砂、大青各七两，鳖三枚，乌贼鱼骨、马蔺子一大升，蜀升麻十四两，槟榔五十枚，龙骨、赤石脂、羚羊角三枚，橘皮、独活（其不注两数者，各四两），用芒硝一升，良。

成剂药：金牙散、玉壶黄丸、三物备急药、紫雪、丹参、罔草膏、玉黄丸、度瘴散、木散、理中散、痢药、疗肿药，其有侧注者，随得一种，为佳。

老君神明白散[35]：术、附子（炮）各二两，乌头（炮）、桔梗二两[36]，细辛一两。捣筛，旦服，五方寸匕。若一家有药，则一里无病，带行者，所遇病气皆削。若他人得病者，温酒服一方寸匕。若已四五日者，以散三匕，水三升，煮三沸，服一升，取汗，即愈。

云常用辟病散[37]：真珠、桂肉各一分，贝母三分，杏仁二分（熬），鸡子白（熬令黄黑）三分。五物，捣筛，岁旦服方寸匕。若岁中多病，可月月朔望服。

单行方[38]：南向社中柏，东向枝，取曝干，末，服方寸[39]。姚云：疾疫流行预备之。名为柏枝散，服，神良。《删烦[40]方》云：旦，南行见社中柏，即便收取之。

断温病，令不相染方：熬豉，新米酒渍，常服之。

《小品》正朝屠苏酒法，令人不病温疫：大黄五分，川椒五分，水[41]、桂各三分，桔梗四分，乌头一分，菝楔二分。七物，细切，以绢囊贮之。十二月晦日[42]正中时，悬置井中至泥，正晓拜庆前出之。正旦取药置酒中，屠苏饮之，于东向[43]，药置井中，能迎岁，可世无此病。此华佗法，武帝有方验中，从小至大。少随所堪，一人饮，一家无患，饮药三朝（一方有防风一两）。

姚大夫，辟温病粉身方：芎䓖、白芷、藁本。三物，等分，下筛，内粉中，以涂粉于身，大良。

附方

张仲景三物备急方，司空裴秀为散，用疗心腹诸疾，卒暴百病。

用大黄、干姜、巴豆各一两（须精新好者）。捣筛，蜜和，更捣一千杵，丸如小豆，服三丸，老小斟量之，为散不及丸也。若中恶客忤，心腹胀满，卒痛，如锥刀刺痛，气急口噤，停尸卒死者，以暖水若酒服之。若不下，捧头起，灌令下喉，须臾差。未知，更与三丸。腹当鸣转，即吐下，便愈。若口已噤，亦须折齿灌之，药入喉，即瘥。

崔氏《海上方》云：威灵仙去众风，通十二经脉。此药朝服暮效，疏宣五脏冷脓，宿水变病，微利不泻。人服此，四肢轻健，手足温暖，并得清凉。时商州有人患重不履地，经十年不瘥。忽遇新罗僧，见云：此疾有药可理。遂入山求之。遣服数日，平复后，留此药名而去。此药治丈夫妇人中风不语，手足不随，口眼㖞斜，筋骨节风，胎风，头风，暗风，心风，风狂人。伤寒头痛，鼻清涕，服经二度，伤寒即止。头旋目眩，白癜风，极治大风，皮肤风痒。大毒，热毒，风疮，深治劳疾，连腰骨节风，绕腕风，言语涩滞，痰积。宣通五脏，腹内宿滞，心头痰水，膀胱宿脓，口中涎水，好吃茶渍[44]。手足顽痹，冷热气壅，腰膝疼痛，久立不得，浮气瘴气，憎寒壮热。头痛尤甚，攻耳成脓而聋，又冲眼赤。大小肠秘，服此立通，饮食即进。黄疸，黑疸，面无颜色。瘰疬遍项，产后秘涩，暨[45]腰痛，曾经损坠。心痛，注气，膈气，冷气攻冲。肾脏风壅，腹肚胀满，头面浮肿，住[46]毒脾肺气，痰热，咳嗽，气急，坐卧不安，疥癣等疮。妇人月水不来，动经多日，血气冲心，阴汗盗汗，鸦[47]臭秽甚，气息不堪，勤服威灵仙，更用热汤尽日频洗，朝涂若唾。若治鸦臭，药自涂身上[48]，内外涂之，当得平愈。孩子无辜[49]，令母含药灌之。痔疾秘涩，气痢绞结，并皆治之。威灵仙一味，洗焙为末，以好酒和，令微湿，入在竹筒内，牢塞口，九蒸[50]九曝。如干，添酒重洒之，以白蜜和为丸，如桐子大，每服二十至三十丸，汤酒下。

《千金方》：当以五月五日午时，附地刈取叶耳叶，洗，曝燥，捣下筛，酒若浆水服方寸匕，日三夜三。散若吐逆，可蜜和为丸，准计一方匕数也。风轻易治者，日再服。若身体有风处，皆作粟肌出，或如麻豆粒，此为风毒出也，可以针刺溃去之，皆黄汁出乃止。五月五日，多取阴干，着大瓮中，稍取用之。此草辟恶，若欲省病省疾[51]者，便服之，令人无所畏。若时气不和，举家服之。若病胃胀满，心闷发热，即服之。并杀三虫，肠痔，能进食。一周年服之，佳。七月七、九月九可采用。

注释

[1]《效方》：据下文，似指《隐居效验方》。

[2]十三物：《备急千金要方》卷七第五无附子、雄黄，连同猪脂共十二味。附注谓《胡洽方》有人参、防风、附子、雄黄，为十五味（应不包括猪脂）；《肘后》《千金翼》有附子、雄黄、大酢，亦为十五味。药量差异亦较大。

[3] 周时：指一昼夜。
[4] 苦：当作"若"，或也。
[5] 缃（xiāng）：浅黄色。
[6] □人："人"上缺一字，四库本作"南人"。
[7] 此来：似当作"比来"。比来，近来。
[8] 氷："冰"的俗字。
[9] 内：据下文，当作"腹内"。
[10] 蜂：据下文，当作"蛇蜂"。
[11] 虫注：据上文，当作"蛊注"。
[12] 病：据上文，当作"毒"。
[13] 苦：当作"若"，或也。
[14] 若：《千金翼方》卷十六《诸膏》作"石"。
[15] 欲状：四库本作"状似"。
[16] 十二：按以上药物计十一物，疑有脱。《备急千余要方》卷二十二《痈疽》亦有丹参膏，较本方少连翘、桑白皮，多菊花、白及、防己，附注云："《肘后》用防风不用防己。"本方似应行"防风"。
[17] 油麻：四库本作"麻油"。
[18] 风烂……齿痛：《备急千金要方》卷七《膏》同方作："风目烂皆管肾，耳聋，鼻塞，龋齿，齿根挺痛。"
[19] 九物：《备急千金要方》卷七《膏》多桂心，为十物。
[20] 以目……扇之：《备急千金要方》卷七《膏》作："以目向风，无风可以扇扇之。"
[21] 疮虫……疗之：《备急千金要方》卷七《膏》作："诸疮痔，龋齿，耳鼻百病主之，皆以膏傅。"
[22] 成膏：此名似义未足，疑有阙文。
[23] 帖：用同"贴"。
[24] 船疏：《证类本草·药实根》大观本作"那约"，政和本作"那绽"；《本草纲目·解毒子》引苏恭言旷胡名"那疏"，引葛洪《肘后方》作"那疏"。"船"当作"那"。
[25] 药：《证类本草·药实根》引《唐本注》谓"此药子也"，本书疑脱"子"字。
[26] 六病：此上病名未足六种，应有缺漏。
[27] 主：四库本作"生"。

[28] 㖟：疑似"唯"之误。
[29] 击：四库本作"系"。
[30] 不吐病痫：据上句，"病"字似衍。
[31] 亦：用同"一"。
[32] 补豚：四库本作"奔豚"，可从。
[33] 开：义不可通。旧校作"需"，似当作"阙"。
[34] 成剂药：指加工好的成药，如丸、散、膏、丹之类。
[35] 老君神明白散：本方已见于前《治瘴气疫疠温毒诸方》，文字小有差异，可参看彼篇。
[36] 二两：疑当作"各二两"。
[37] 云常用辟病散：本方已见于前《治瘴气疫疠温毒诸方》，文字小有差异，可参看彼篇。云，四库本作"又"。
[38] 单行方：本方已见于前第十五篇，文字小有差异。
[39] 服方寸：四库本作"服方寸匕"。
[40] 烦：据此书名常例，当作"繁"。
[41] 水：四库本、道藏本并作"术"。
[42] 晦日：农历月末的最后一天。
[43] 屠苏……东向：《备急千金要方》卷九《辟温》作："煎数沸，于东向户中饮之。屠苏之饮，先从小起，多少自在。"
[44] 渍：《证类本草》作"汁"。
[45] 暨：突发。《证类本草》作"禊"，当作"暨"。
[46] 住：《证类本草》作"注"，义长。
[47] 鹅：同"鸦"。
[48] 朝涂……身上：《证类本草》作"朝以苦唾调药涂身上"。
[49] 无辜：小儿疳的一种。《诸病源候论》卷四十八《无辜病候》："小儿面黄发直，时壮热，饮食不生肌肤，积经日月，遂致死者，谓之无辜。"大致与今结核病相似。
[50] 莁："蒸"的俗字。
[51] 省病省疾：谓看望病人。